いのちを問う

臓器移植とニッポン

向井嘉之
Yoshiyuki Mukai

能登印刷出版部

はじめに

今から三〇年前になる。一九八八年六月一八日、筆者はロンドン市のウェスタンオンタリオ大学附属病院で、臓器移植の専門医であるスティラー博士（Dr.Cal Stiller）と向き合っていた。ロンドンと言っても、ここはイギリスのロンドンではなく、カナダ・オンタリオ州にあるロンドン市である。ウェスタンオンタリオ大学は、地理的にみて、オンタリオ州の西部というわけではないが、トロント、オタワなど、オンタリオ州の政治・経済の中心地域から見て西方にあたるため、このような大学名になっている。

当時、日本では、一九六八年、札幌医科大学で行われた、日本で初めての心臓移植において「早すぎた脳死判定」が問題になり、殺人罪での告発にまで発展、医の倫理が問われ、国民に不安と疑惑を与えて以来、臓器移植の分野では、二〇年の空白が続いていていた。

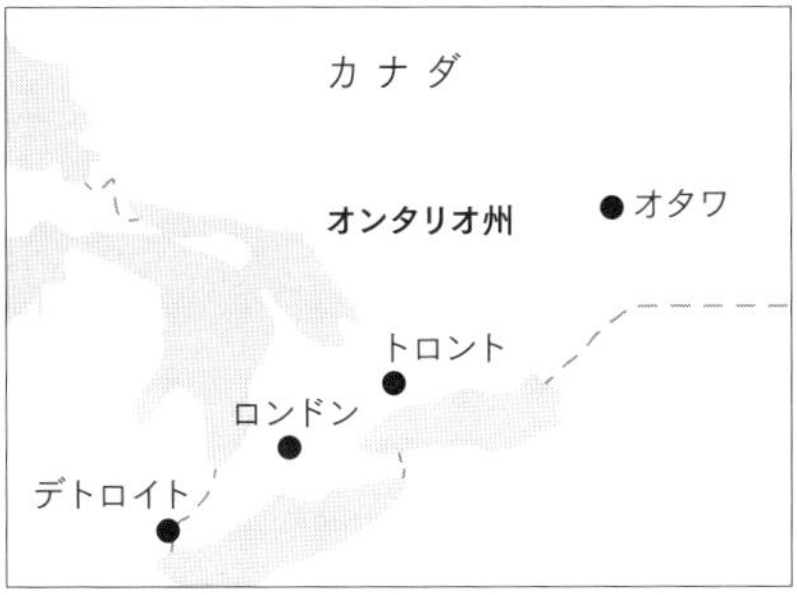

オンタリオ州・ロンドン市（カナダ）

ところが、一九八〇年代に入って欧米では、移植後の拒絶反応を抑える薬の劇的な進歩により、心臓移植、肝臓移植などの成功率が飛躍的に向上、移植再開が進まない日本から海外での移植を急ぐ人

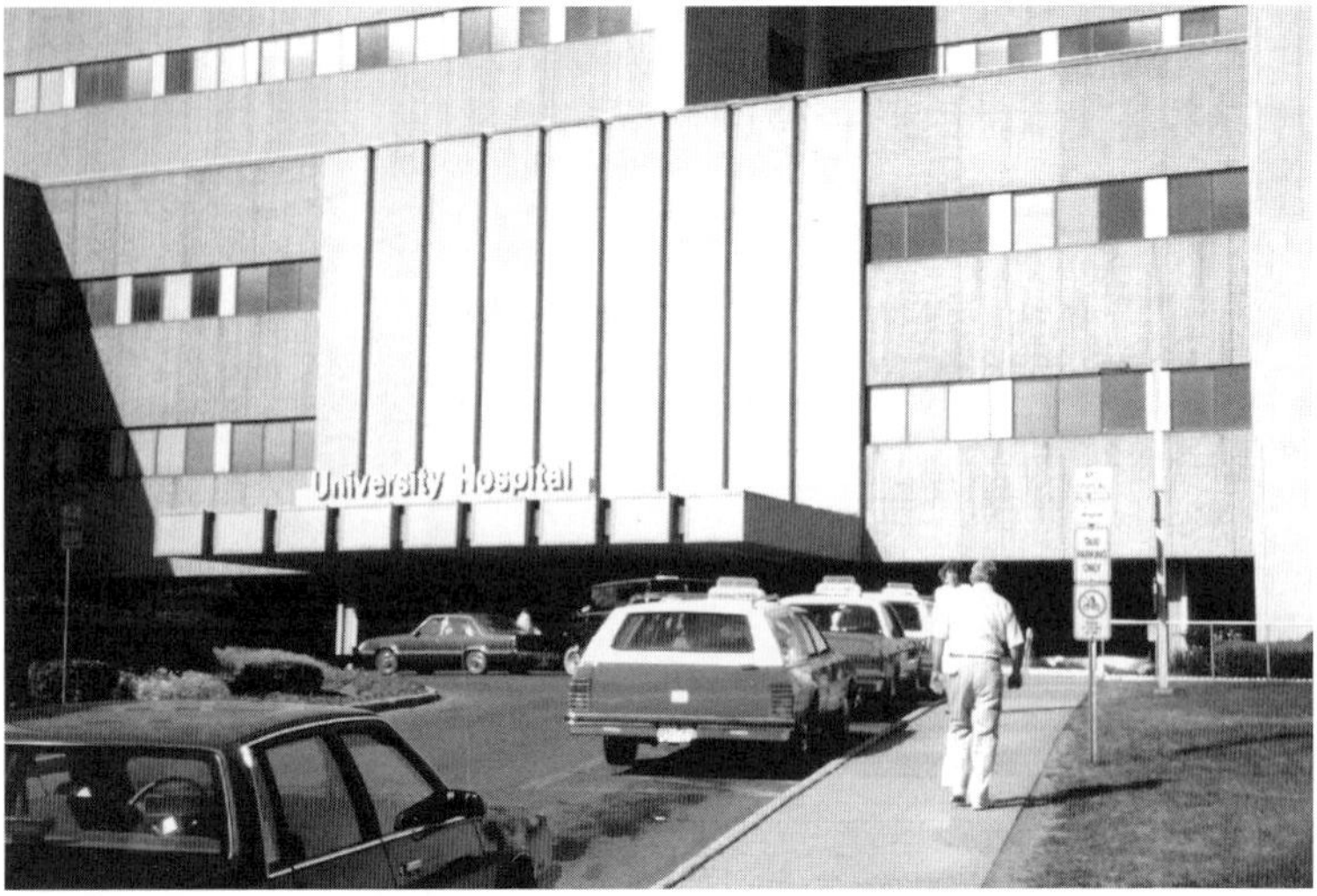

ウェスタンオンタリオ大学附属病院　　筆者撮影

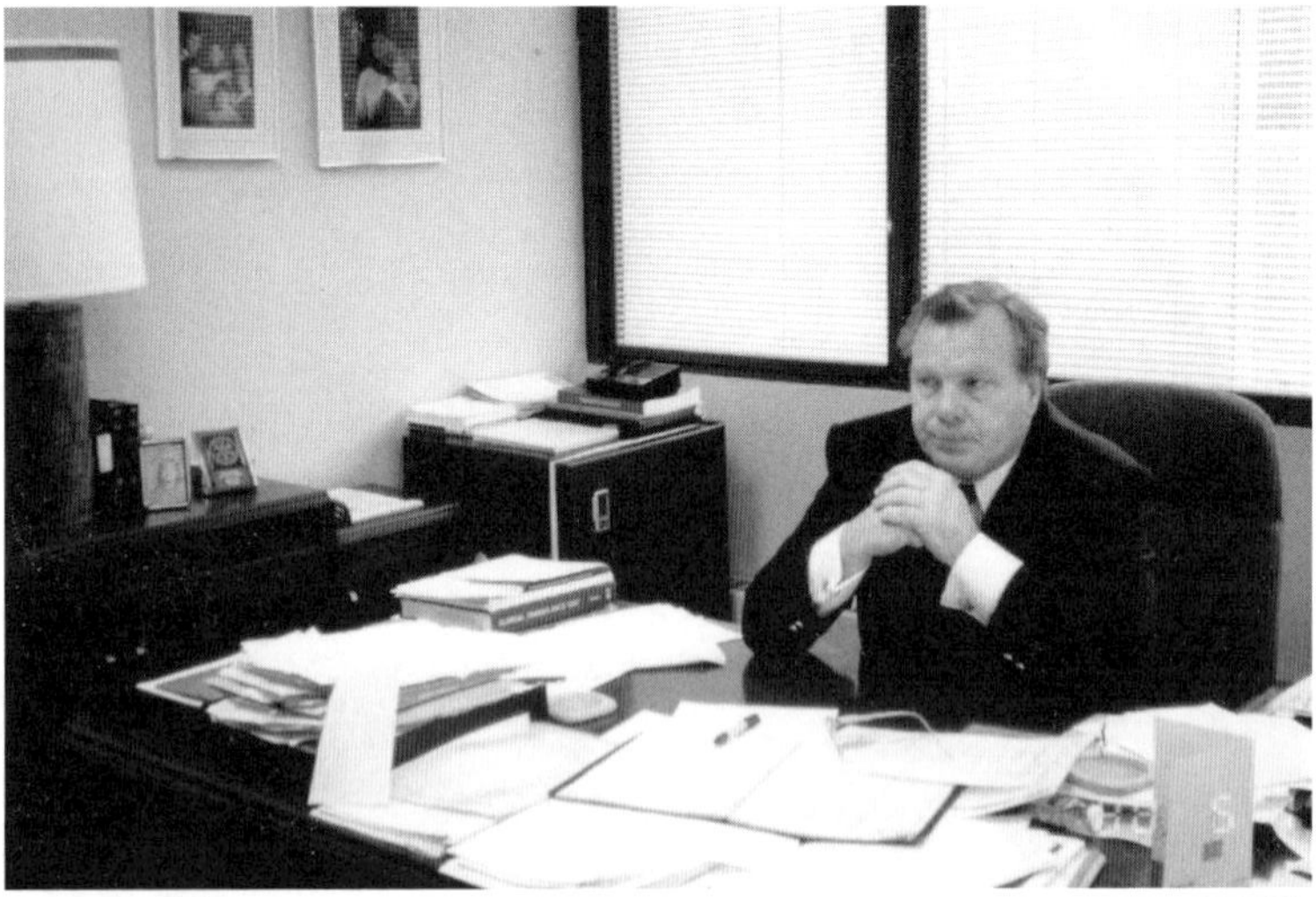

スティラー博士　　筆者撮影

たちが相次いでいた。筆者はこうした海外での日本人の移植の実情を取材するためにウェスタンオンタリオ大学附属病院にいた。

「森の都市」ロンドン市の閑静な一角にあるこの病院は臓器移植部門では、カナダでも有数の実績をあげ、スティラー博士はまさにその最前線を担っていた。

当時、心臓や肺・肝臓の移植には、従来の心臓死ではなく、いわゆる脳死状態からの臓器摘出が不可欠であり、日本の移植再開最大の課題はこの脳死問題であった。

この時、スティラー博士が筆者に語った一言が、今も筆者の脳裏から離れることはない。

スティラー博士は、日本人である筆者に向かって、浄土真宗の祖である親鸞《しんらん》の言葉を引き合いに出した。


親鸞は死に際して、弟子たちに「私が死んだら、私の肉体を鴨川に流してほしい。そうすれば魚たちが、私の肉体を糧にすることができる。肉体に愛着はない」と話した。こうした親鸞の思想は命の流れへの貢献という考え方と何ら変わるものではなく、この考えは、二〇世紀では、臓器移植につながるものだ。

スティラー博士へのこのインタビューから、三〇年の時が過ぎた。そして、札幌医科大学で日本初の心臓移植が実施されてから半世紀になる。今、日本の臓器移植の現状はどうなっているのか、筆者なりに考えてみたいと取り組んだのが本書である。スティラー博士にお会いしてからのその後、関心は持ち続けてはいたが、現場への取材も怠慢に終始し、日本の臓器移植と脳死についての知識ははなはだ心もとない。

現在、日本の臓器移植法で定められている臓器提供には、脳死後の臓器提供、心臓が停止した死後の臓器提供、そしてそれとは別に健康な人（家族など）からの提供（生体移植）が行われている。

ではそもそも、脳死とはどのような死か、従来の心臓死と脳死とはどう違うのかについて触れなければ本書は一歩も進まない。そのために、ここは専門医師の文献や説明の力を借りなければならない。人が亡くなる時、一般的には「息をひきとった」あるいは「冷たくなった」などの表現が用いられるが、一九八五年に「脳死」についての新しい判定基準を打ち出した杏林大学名誉教授・名誉学長の竹内一夫さんは、従来の心臓死による生命の終焉を次のように説明する。

呼吸停止、心拍停止、瞳孔散大・対光反射消失の三つ、いわゆる「死の三兆候」が、その判定基準である。

呼吸停止、つまり肺の機能停止は、「息をひきとる」ことから、そして心拍停止、つまり心臓の機能停止は、「脈が触れない」ことで簡単に、また一見確実に判定できる。

また「冷たくなる」ことは、脳の体温中枢の機能の停止状態を表し、また、からだの新陳代謝の停止を意味するものである。最後の瞳孔散大・対光反射消失は、文字通り眼の瞳《ひとみ》孔が開いてしまって、光をあてても収縮しない状態である。臨終に際し医師が小型ライトを患者の眼にあてて確認している光景に接した方も多いだろう。代表的な脳幹反射がなくなってしまったことを示す有力な手がかりで、脳の重要な機能が活動を停止したことを表している。法律上の死亡時刻は、この三兆候をもとに医師が判定を下している[1]。

心臓死による判定は誰にとっても死を理解しやすいと思うが、では、脳死とはどのような死なのか。

まず「公益社団法人・日本臓器移植ネットワーク（JOT）」の説明は「脳死とは、脳全体の働きが無くなり、人工呼吸器などの助けがなければ心臓が停止してしまう状態です。脳死になると、どんな治療をしても回復することはなく、心停止に至ります（心停止までに長時間を要する例も報告されています）。脳幹の機能が残っていて自分で呼吸できることが多く、回復の可能性がある植物状態とは全く別のものです[2]」となっている。

「日本臓器移植ネットワーク」（以降、「移植ネットワーク」と表記）とは、死後に臓器を提供したいという人やその家族の意思を活かし、臓器の移植を希望する人に最善の方法で臓器が贈られるように、いわば橋渡しをする日本で

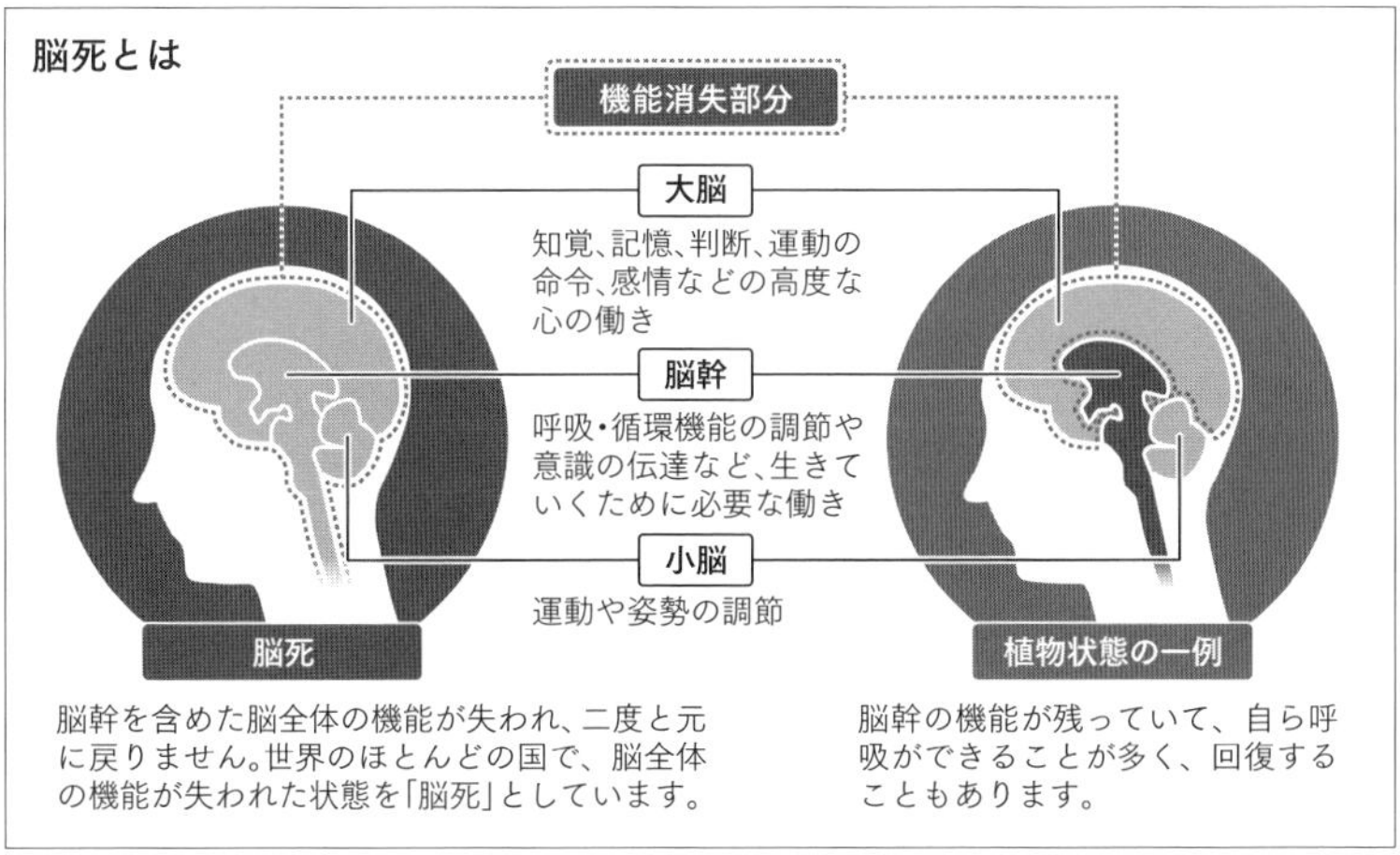
脳死とは
機能消失部分
大脳
知覚、記憶、判断、運動の命令、感情などの高度な心の働き
脳幹
呼吸・循環機能の調節や意識の伝達など、生きていくために必要な働き
小脳
運動や姿勢の調節
脳死
植物状態の一例
脳幹を含めた脳全体の機能が失われ、二度と元に戻りません。世界のほとんどの国で、脳全体の機能が失われた状態を「脳死」としています。
脳幹の機能が残っていて、自ら呼吸ができることが多く、回復することもあります。

出典：日本臓器移植ネットワーク『日本の移植事情』2018

唯一の組織である。

脳の構造を簡略に図に示したが、脳死とは、簡単に言えば、体の中の臓器の一つである脳が死ぬことである。図にあるように、脳の中枢である脳幹を含めた脳全体の機能が失われた場合に、世界のほとんどの国では「脳死」としており、脳幹の機能が残っていて回復の余地がある「植物状態」とは厳然と区別できる。

脳死に関する多くの文献はあるが、医療の知識が乏しい筆者にとって、脳死を具体的に説明するのは至難なので、富山県立中央病院で二六年間にわたり、脳神経外科の治療に携わってきた本道洋昭《ほんどうひろあき》医師に、直接、脳死について説明をお願いすることにした。日本脳神経外科学会専門医である本道医師は、二〇一八年に富山県立中央病院を退職、現在は、富山市内の五福脳神経外科・富山サイバーナイフセンター代表として、脳神経外科の最前線で治療にあたっている。富山県立中央病院では、二〇〇六年三月、国内四四例目の脳死移植に、また、二〇一七年一〇月には、国内四八四例目の脳死移植に携わり、ともに脳死判定医として現場に立ち会った。

本道医師の脳死に対する説明を要約すると次のようになる。

脳死の原因となる病気は、脳そのものが直接被害を受ける、例えば、くも膜下出血や脳出血、脳梗塞などの「脳血管障害」が多い。また、交通事故などによる頭部外傷などの脳死もある。脳の病気が発生して、最適・最善の治療を施しても脳が浮腫《むく》んできたり、出血したりして助けられない状態になり、脳の機能が停止すると脳死ということになる。

脳の機能は、ほかの臓器とは比べられない人間にとって極めて重要なものである。

脳は、大脳・小脳・間脳・脳幹などから構成されており、脳幹は特に重要で、意識に関わる重要な神経機構がある。脳幹には延髄も含まれており延髄から下は脊髄につながる。脊髄は脳の構造には含まれない。

ただ、脳死というのは病気になって即座に脳死という状態になるわけではない。一週間経って脳死になる人もあれば、一〇日後に脳死という状態になる人もいる。この状態でも今は人工呼吸器の助けでしばらくは、心臓を動かし、呼吸を続けることができるが、あくまでしばらくであり、回復することはない。

もちろん、全ての人が脳死を経るわけではない。脳死を経ない心臓死もあれば、老衰など、脳の病気に関係のない死もある。現代でもまだまだ脳死に対する誤解がある。

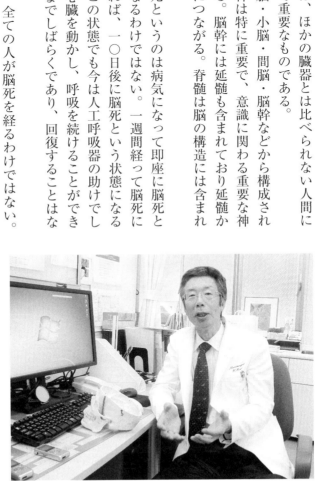

本道洋昭医師　筆者撮影

誰でも一度脳死になってそれから心臓が止まると思っていたり、脳死と植物人間状態を混同している人もいる。植物人間状態というのは、脳幹の機能が残っていて自分で呼吸できることが多く、回復の可能性が残されている状態である。脳死と判断されれば、命が蘇ることはない。

つまり、脳死に対する本道医師の説明は、「脳幹の機能を含む全脳機能の不可逆的喪失」をもって「脳死」とする考え方で、一九六九年、日本脳波学会においても示されている。

前述の竹内一夫さんの表現を補足すれば、「今までは心臓の死・肺の死は短時間のうちに個体の死につながるため、ヒトの死として誰もその判定を疑わなかったともいえる。しかし、脳死では、たとえ脳全体の働きが停止しても、人工呼吸その他の蘇生法を使えば、少なくとも当座は呼吸停止はもちろん心臓停止、ひいては従来の概念による個体の死を免れることができる。ここに脳死がクローズアップされてきた理由がある。このように脳死から心停止(従来の概念による個体の死)にいたるまでに時間的なズレがあるのは、近代医学の発達により人工呼吸などの蘇生術が広く応用されるようになったためである[3]」と説明する。

さて、本書執筆にあたり、あらためて取材を始めてみてまず驚いたのは、一九九七年の臓器移植法施行から二〇年余り、そして二〇一〇年の改正臓器移植法施行から一〇年になるのに、日本の脳死臓器移植の件数は、他の先進国に比べ極端に少ないということと、今も子どもたちを中心に移植のための海外渡航が続いているという現状である。

この背景にあるのは、一体どういう理由だろうか。従来から指摘されているように、本当に文化的な視点や宗教的倫理観から日本では、脳死後の臓器提供が進まないのか、それとも別の理由で脳死による臓器移植が進まないのか、よくわからないままに移植医療が進行している現状についてもう一度考えてみたいと思ったのである。移植件数が少ないことを「遅れている」などというつもりは毛頭ない。なぜなのかということである。どのレベルで死と呼ぶかについて日本では、まだまだ科学的な不信があるのか、それとも宗教的な問題を含めて日本人の死生観に由来するのか、世界的にみて、高度な医療技術水準にある日本に対し、海外からも日本の臓器移植医療への問いが聞こえてくる。

今回、執筆にあたって筆者が最も気になったのは、こうした脳死による臓器移植について現在、ほとんど議論が聴こえてこないことである。改正臓器移植法によって、果たして脳死臓器移植が定着したのだろうか、「いのち」をめぐる議論がもっと活発であっていいのではないかと思う。本書執筆の目的はここにある。つまり、臓器移植推進か、脳死臓器移植に反対かをテーマとするのではなく、現状を明らかにしながら課題を探ることに比重をおいたつもりである。

二〇一八年、ノーベル医学生理学賞を受賞した京都大学・本庶佑《ほんじょたすく》特別教授は、一九九一年の論考で次のように述べている。

> 日本人は、遺体に関しても特別な感情を抱いている。余韻を感じると言うのか、お通夜でもって一晩側にいたいという考えが強く、死んだら霊魂と分離した物体であるという明確な割り切りがしにくいようであることも、この問題（引用者注：脳死による臓器移植）をさらに複雑にしている。日本人はどちらかと言えば、生と死をそれほど明確に線引きしたくないのだ。肉親の死を受けとめ、確認するのに時間をかけたいという心情は、十分に理解できる。(4)

日本で脳死による臓器移植の問題を考える時、本庶教授の指摘は示唆的である。一方で、三〇年前、筆者に向けられたスティラー博士の言葉の記憶は今も鮮明にある。筆者は現在、富山県に居住している。機会は多くはないが、臓器移植に関する身近な報道に時々接することがある。そうした機会に取材させていただいた内容をまとめながら一人の市民として臓器移植の問題を考えてみたいと思う。

本書で使用する臓器移植に関する基本用語については、「移植ネットワーク」の解説[5]を引用し、以下の通りとする。

ドナー

臓器の提供者。心臓が停止した死後、脳死後とも、生前、本人が臓器提供の意思を書面で表示していた場合、また、本人の意思が不明の場合でも、家族の承諾があれば、臓器の提供が可能。

レシピエント

臓器移植を受ける人、もしくは受けた人。臓器が機能しなくなって、臓器移植を希望し、日本臓器移植ネットワーク（ＪＯＴ）に登録をしている患者の中から医学的適合条件によって、定められたルールに従い選ばれる。

臓器移植コーディネーター

日本臓器移植ネットワーク（ＪＯＴ）に所属する専任の臓器移植コーディネーターと、都道府県に所属し地域の啓発やあっせん等を担当する都道府県コーディネーターがいる。臓器提供について説明を聴きたいとの申し出を受けると救急病院などに向かい、状況を把握したうえで家族に説明を行う。家族が提供を希望すれば、医学的検査の手配、レシピエントの選択、移植施設への連絡、臓器搬送の調整、ドナー家族のケアなどを行う。日常業務としては、普及啓発、移植希望者の登録受付やデータ整備などがある。

院内ドナーコーディネーター

臓器提供施設が院内独自に設置したり、都道府県が主体となって設置する場合があり、主に病院にて、ドナーとなる可能性のある患者の状況を把握し、そのご家族および院内各所との調整をはかる役割を担う。

レシピエント移植コーディネーター

各移植病院内で移植を待つ（あるいは移植後の）患者の、医学的・精神的なケアを担当する。移植希望者に対し、移植医療の説明や日本臓器移植ネットワーク（ＪＯＴ）への登録手続きをサポート、移植候補者との連絡、臓器の受け入れの調整などを行う。

主な基本用語は前述の通りである。その他、多用はしないが、一般的に移植医療を必要とする患者は「キャンディデート」と呼ばれる。

脳死、心臓停止後の死など医学的な解説については、第一章、第二章で、それぞれ専門家の解説を詳述し、理解を進めていただきたいが、脳死後および心臓が停止した死後に提供できる臓器は臓器移植法や施行規則によって定められている。

脳死後と心臓が停止した死後で提供できる臓器に違いがあるのは、血流が止まった状況から移植後に機能を発揮できる能力の違いによる。ちなみに脳死後の提供の場合、ドナーから臓器を摘出して、血流再開までに許される時間は、心臓で四時間、肝臓で一二時間、肺で八時間、腎臓で二四～四八時間といわれている[6]。

本書ではこのような医学的な解説を逐次必要とするので多くの団体、医療現場の方々にご協力をいただいた。

「移植ネットワーク」をはじめ、大阪大学医学部附属病院、富山大学附属病院、富山県立中央病院、公益財団法人「富山県移植推進財団」などにご協力を得ながら、各医療現場の専門医師、コーディネーターの助けを借りて執筆を続けることができた。また、移植の現場では、患者の方々や家族に多大なご協力をいただいた。もちろん、脳死からの臓器移植に異論を持つ方々の意見もできるだけ収録し、本書の目的である「いのち」をめぐる議論が活発になるよう心がけたつもりである。

本書が多くの市民の皆さんにとって、あらためて臓器移植を考える問題提起になればと願う。

提供可能な臓器

脳死後	心臓、肺、肝臓、腎臓、膵臓、小腸、眼球
心臓が停止した死後	腎臓、膵臓、眼球

引用文献

（1）竹内一夫『脳死とは何か　基本的な理解を深めるために』講談社、二〇〇九
（2）日本臓器移植ネットワーク『日本の移植事情』二〇一八
（3）竹内一夫『脳死とは何か　基本的な理解を深めるために』講談社、二〇〇九
（4）本庶佑「生命の価値：生と死の生物学的考察」多田富雄・河合隼雄編『生と死の様式　脳死時代を迎える日本人の死生観』誠信書房、一九九一
（5）日本臓器移植ネットワーク『日本の移植事情』二〇一八
（6）日本臓器移植ネットワーク『日本の移植事情』二〇一八

参考文献

一、竹内一夫『不帰の途　脳死をめぐって』信山社、二〇一〇
二、武下浩・又吉康俊『解説「脳死」』悠飛社、二〇一一

目次

いのちを問う　臓器移植とニッポン

第一章

決断

六歳未満　初の脳死判定

二〇一二年六月一四日、その日は日本の臓器移植の歴史において長く記憶される日となった。午後七時、東京・霞が関の厚生労働省で急遽開かれた「移植ネットワーク」の記者会見は衝撃的だった。

富山大学附属病院（富山市杉谷）に入院中の六歳未満の男児が、臓器移植法に基づいて脳死と判定され、臓器提供の手続きに入ったと発表したのである。家族は心臓、肺、肝臓など七臓器の提供を承諾しており、「移植ネットワーク」が移植を受ける患者の選定を進めているとの第一報だった。

最初に日本の臓器移植の歴史において長く記憶される日と書いたのは、そもそも一五歳未満の子どもからの臓器提供が可能になった二〇一〇年七月の改正臓器移植法施行後、より厳格な脳死判定基準が求められる六歳未満の脳死判定は日本初のことになる

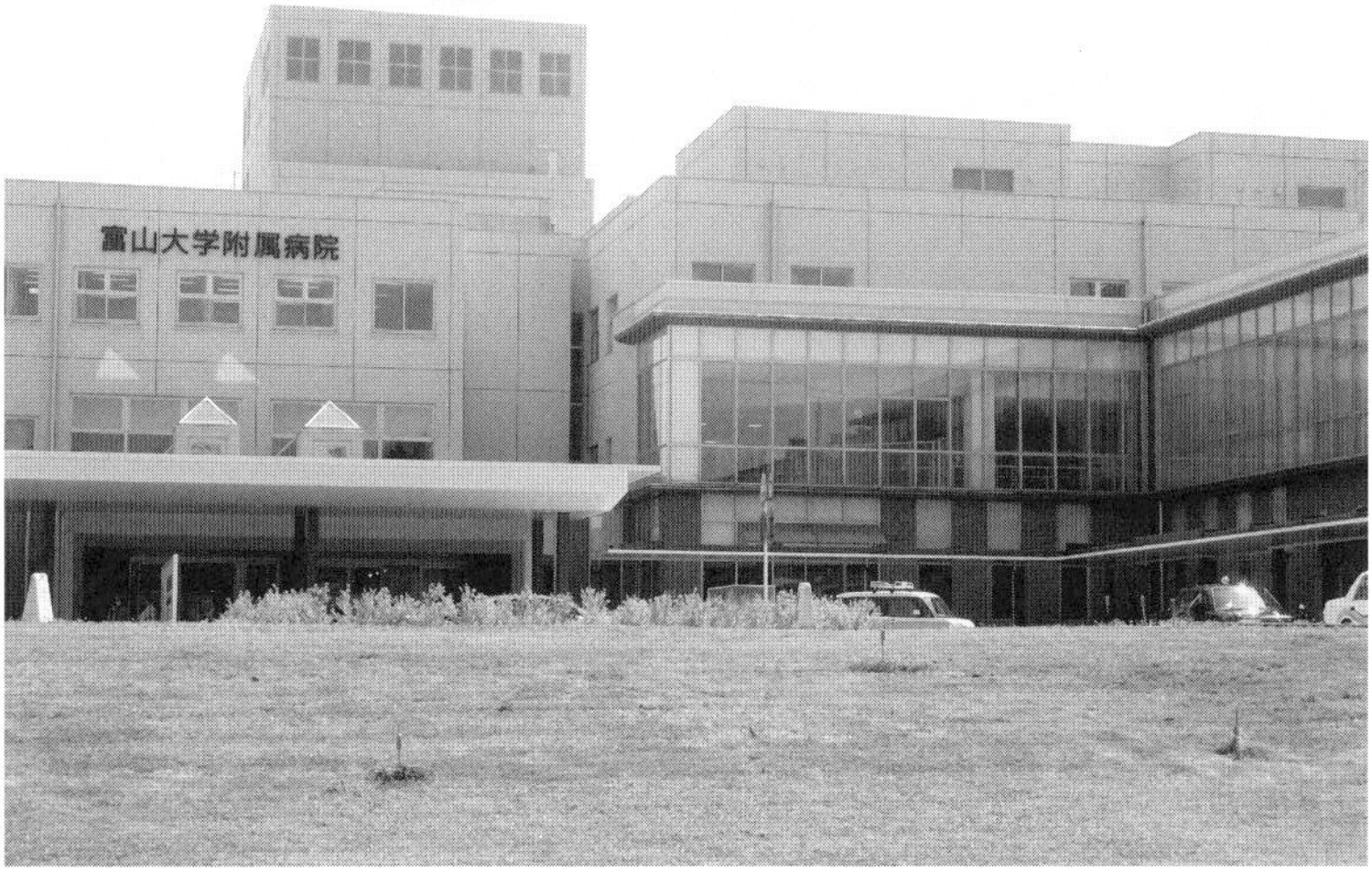

富山大学附属病院　筆者撮影

からである。

日本の臓器移植の歴史については、後に詳述するが、日本で初めて「臓器移植に関する法律（臓器移植法）」が施行されたのが、一九九七年一〇月、この法律の施行を受けて、一九九九年二月に初の脳死下臓器提供が行われ、以来、二〇一〇年三月までに八六人からの脳死後の提供により、計三七四件の移植が行われてきた[1]。

この臓器移植法の下では、「脳死後の臓器提供は、本人の生前の書面による意思表示がない限り、法的脳死判定および臓器提供ができない」、「その書面の有効性を遺言可能年齢に準じて一五歳以上としたため、一五歳未満は脳死後の臓器提供を行うことができない」などの厳しいルールがあり、欧米諸国に比べて日本での移植医療が進まない原因の一つとされてきた。こうした問題を受け、脳死下での臓器提供を促進するため、二〇〇九年七月に議員立法で成立、二〇一〇年七月に全面施行されたのが改正臓器移植法である。

改正臓器移植法のねらいは、ひとえに厳格な提供条件の緩和にあった。すなわち、脳死臓器提供者の年齢制限を撤廃し、一五歳未満の子どもからの提供が認められた。また、提供者本人の書面による意思表示がなくても、家族の承諾だけで提供できるようにした。そして、親族に優先的に臓器を提供する制度はこの半年前に施行された。

この改正臓器移植法が成立した背景としてあげられるのが、二〇〇八年五月、トルコのイスタンブールで開かれた国際移植学会における「臓器取引と移植ツーリズムに関するイスタンブール宣言」である。この国際移植学会における一つの目的は、ＷＨＯ（世界保健機関）との協力の下、世界的なドナー不足により非人道的臓器移植問題に反対する宣言にあったが、同時にこの学会では、世界各国に対し、移植臓器の「自給自足」を呼びかけたのである。

「臓器取引と移植ツーリズムに関するイスタンブール宣言」の「原則」第五項には次のような記述がある。

五、国や地域は、自国あるいは近隣の協力の基に、臓器を必要とする者のために必要な数の臓器を確保し、臓器提供の自給自足を達成するための努力をすべきである。

a．国家間の協力関係を構築することは、弱者が保護され、ドナーやレシピエントの関係が一方的に構築されるのではなく、人々の間での平等が促進され、一連の原則に反しない限りにおいて、一国家による自給自足体制と矛盾するものではない。

b．国外患者への治療は、それによって自国民が受ける移植医療の機会が減少しない場合にのみ許容される（翻訳　日本移植学会アドホック翻訳委員会）(2)。

この宣言の直後から、日本では、脳死移植の緩和がしきりに議論され、年齢制限の撤廃や家族への同意へと動き出したのである。

改正臓器移植法に基づく一五歳未満の子どもでは、富山大学の今回の脳死判定は二例目になるが、六歳未満の脳死判定という富山大学の例は、改正臓器移植法の施行から二年、渡航して海外での移植にたよるしか他に選択肢がなかった国内の幼い待機患者にとって、これまでにない大きな意味を持つ

6歳未満初の脳死

富山大病院で判定

家族承諾 男児 臓器提供へ

日本臓器移植ネットワークは14日、富山大附属病院に入院中の低酸素性脳症の男児が、改正臓器移植法=㊟=に基づき6歳未満としては国内初の脳死と判定されたと発表した。家族は心臓、肺、肝臓、膵臓、腎臓、小腸、眼球の提供を承諾。15日昼ごろから摘出手術が行われ、待機患者に移植される予定。県内で脳死判定をした上で臓器提供するのは、2006年の県立中央病院に続き2例目。

【子どもの移植増えるか6面、幼児移植の普及を28面、尊い決断一筋の光29面】

2010年7月の改正移植法施行で、本人が拒否していなければ家族の承諾による提供が認められ、15歳未満でも提供できるようになった。15歳未満の脳死判定は2例目だが、脳のダメージからの回復力が強いため厳格な判定基準を適用する6歳未満では初めて。男児の両親は「息子が誰かのからだの一部になって長く生きてくれるのではないか。このようなことを成しとげる息子を誇りに思っています」とのコメントを発表した。

移植ネットによると、7日に主治医が家族に、男児が重い脳障害になっていると説明すると、家族から臓器提供の希望が伝えられた。県の移植コーディネーターが9、10日に計2回、70分にわたり臓器提供について説明した。

10日に医師が脳死とされうる状態と診断。移植ネットが病院内に18歳未満の場合に必要な委員会などの態勢が整っていることを確認した上で、両親が家族や親族計8人の総意として12日に臓器提供を承諾したという。

脳死判定は13日午前9時15分に1回目を始め、同日午後0時8分に終了。2回目は6歳以上は6時間以上空けるのに対し、6歳未満は24時間以上となっている。このため、2回目は14日午後0時19分に始め、同2時11分に終了、死亡を確認した。外部から小児救急医と集中治療医を招いて実施したという。判定後、警察が検視を行った。

18歳未満については、虐待のないことを病院側が確認する必要があり、移植ネットは「病院が警察や児童相談所に連絡し、虐待や事件性がないことを確認した」と述べた。

男児に臓器提供を拒否する意思がなかったことは、家族の証言や健康保険証の記載、インターネットでの拒否登録がなかったことで確認した。

子どもの臓器移植をめぐっては、県内では難病の「拡張型心筋症」と診断された氷見市の女子中学生が2009年、大阪大附属病院で成人のドナーからの提供で心臓移植手術を受け、無事に回復。10年1月には、同じ拡張型心筋症を患っていた富山市の小学4年生、池田悠里さん(9)が渡米して心臓移植を受け、現在も元気に登校している。

◇

この記事は、webunで会員以外の方もご覧になれます。

県立中央で腎移植

日本臓器移植ネットワークは14日、6歳未満の男児から提供される臓器の移植を受ける患者を発表した。

心臓は大阪大病院の10歳未満の女児、肝臓は国立成育医療研究センター（東京）の10歳未満の女児、両方の腎臓は県立中央病院で60代の女性。肺は該当者がなく、膵臓と小腸は医学的理由で断念された。

透明性の確保必要

幼児の移植医療の扉が開かれた。最も厳格な脳死判定基準が適用される6歳未満児の臓器提供の実現は、国内で移植の機会を待つ子どもたちにとって、一筋の光明となる。

15歳未満の脳死臓器提供を可能とした改正臓器移植法の狙いの一つは、大人の心臓の移植が難しい子どもの待機患者を救うことだ。それ以前は、移植が必要な子どもを救う道は海外渡航しかなかった。

県内では法施行前の2010年1月、当時7歳だった池田悠里さんが米国で心臓移植を受けた。手術は成功したものの、多額の費用を募金などに頼り、慣れない環境で長期の治療を強いられた。本人と家族の負担は計り知れない。

臓器提供を待つ15歳未満の患者が5月1日時点で、心臓15人、肺7人、肝臓17人、腎臓45人に上るのに対し、法改正後、15歳未満からの臓器提供は今回を含め2例のみ。脳死状態での臓器提供への抵抗感を拭えない親の思いの表れとも受け取れる。

子どもはダメージを受けた脳の回復力が強いとされる。脳死から心停止まで通常は数日とされるが、子どもの場合、人工呼吸器をつければ1カ月以上、心臓が動き続ける例も報告されている。幼いほど臓器提供の意思確認も難しい。

こうした子どもの特性を踏まえ、救命治療は尽くされたのか、家族への説明はどうなされたのかなど、一連の手続きを検証し、移植医療への理解と信頼を高める必要がある。情報公開を進め、透明性を確保することも必要だ。

幼いわが子を失う親の悲嘆は大きい。臓器提供という重い決断をした家族の気持ちを尊重し、子どもの終末期医療と脳死移植について議論を深める契機としたい。

（社会部・松波利枝）

2012年6月15日付け『北日本新聞』朝刊　　共同通信配信

移植医療として受け止められ、メディア各社が厚生労働省での「移植ネットワーク」の会見に殺到した。

記者会見に臨んだ「移植ネットワーク」の芦刈淳太郎・医療本部長（当時。現在はあっせん事業部レシピエント選定グループ・グループ長チーフコーディネーター）は、集まった報道陣に概要資料を読み上げ、六歳未満で初の脳死判定に至った男児について経緯を説明した。

それによれば、富山大学附属病院に搬送された六歳未満の男児が、低酸素性脳症と診断され、六月七日に主治医から重い脳障害であることを家族に説明すると、家族のほうから臓器提供の意思の申し出があった。このことについて筆者は、男児の主治医チームの一人であった富山大学附属病院小児科の種市尋宙《たねいちひろみち》医師に聞いてみた。

種市医師は、小児救急・集中治療の専門医である。「当時、他の病院から搬送されてきたその男児には、非常に重篤な脳の障害がすでに認められ、何とか救命できないかと全力を上げた。しかし、その後、脳死の徴候が出てきたことから、ご家族に厳しい脳障害の状態であることを話したところ、ご家族から臓器提供の申し出があった。辛い思いの中でご家族から臓器提供に託す思いをお聞きし、私たちも前に進む決断が出来た」と種市医師は振り返る。

ただ、二〇一〇年七月の改正臓器移植法施行後、六歳未満の脳死判定は例がなかった。緊張と重圧は、種市医師ら主治医チームのメンバーだけでなく、富山大学附属病院全体を覆った。病院の各部署が関わらざるを得ないだけに、病院全体が身構える状態だった。種市医師は言う。「あの時、病院長がしっかりと背中を押してくれた。病院長が主治医を信頼してくれて、大変な重圧の中、前へ進むことができた。富山大学附属病院では、かつて経験したことのない緊張感の中で、メディアコントロールやさまざまな対応にあたった事務部門を含め、看護師やコーディネーターの高橋絹代さんらが、がっちりとサポートしてくれた。私自身もさまざまな問題で追い込まれながらも、まわりの全面的なサポートで、切り抜けることができた。これは病院の総合力だと思う」。

移植コーディネーターとは

臓器提供にあたってドナーとなる家族への説明を行う移植コーディネーターの役割は極めて重要である。まず富山大学附属病院の院内コーディネーターが説明を行ったあと、種市医師の話にあった富山県の移植コーディネーターである高橋絹代さんが家族と接した。

高橋さんは六月九日、一〇日の二日間にわたって臓器提供について説明を行った。高橋さんは、地元、富山県の八尾高校から東京・三鷹市の杏林大学医学部附属看護専門学校を卒業、直ちに同大学医学部附属病院の集中治療室（ＩＣＵ）に勤務した。

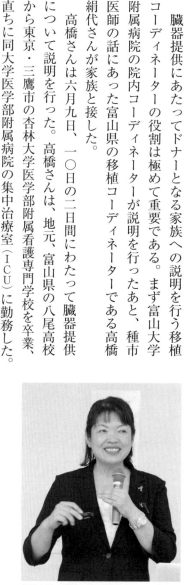

北里大学で講演　高橋絹代さん　　高橋絹代さん提供

高橋さんが杏林大学医学部附属病院に勤務した頃、医学部脳神経外科の教授だったのが、一九八五年、日本の脳死判定の道を切り拓いた厚生省脳死判定基準、いわゆる「竹内基準」を主導した竹内一夫教授である。また、当時、杏林大学医学部附属病院のＩＣＵの看護婦長は、一九六八年、日本初の心臓移植、和田移植を行った札幌医科大学でレシピエントの看護にあたった中村恵子さんだった。中村さんはその後、救急看護の道を進み、看護分野における人材育成に貢献しているが、高橋さんは、こうした杏林大学医学部附属病院での経験から、このあと、東京・神奈川の病院で、ＩＣＵや外科の看護師を務め、一九九七年、故郷富山県初の移植コーディネーターになった。現在は、公益財団法人「富山県移植推進財団」に在籍し、富山県内各病院の院内コーディネーターや「移植ネットワーク」から派遣されるコーディネーターとともに移植に関わる全般のコーディネーションにあたっている。

「移植ネットワーク」あっせん事業部の林昇甫《はやししょうほ》部長によると、現在、「移植ネットワーク」に所属するコーディネーターは約三〇人、高橋さんのように、「移植ネットワーク」からあっせん事業を委嘱されている都道府県コーディネーターは約六〇人であるが、ともに常に人手不足に悩まされているという。コーディネーターは国家試験による資格のようなもの

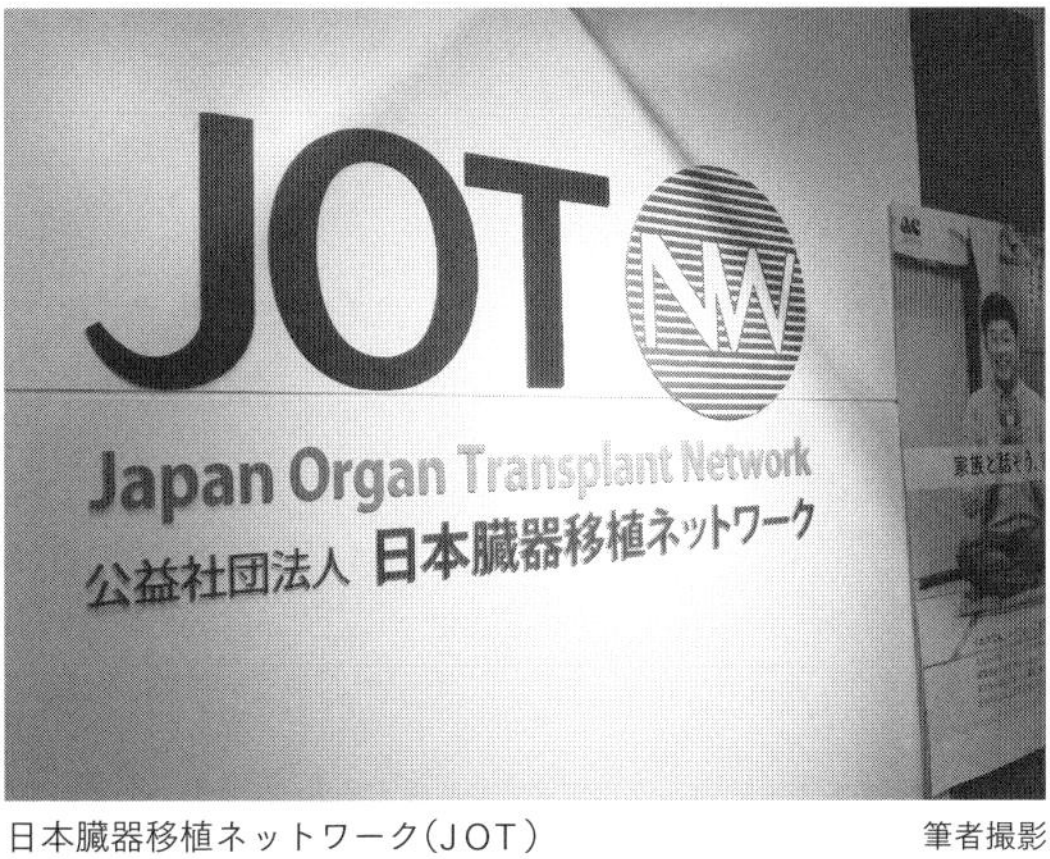

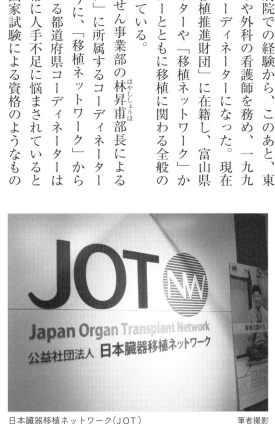

日本臓器移植ネットワーク（ＪＯＴ）　筆者撮影

はないが、逆に「移植ネットワーク」の内部的な研修と試験があり、これからどうコーディネーターを増やしていくかが課題だという。このため、二〇一九年度からコーディネーターの一般公募の機会を増やし、地域別のブロックミーティングを行いながら、コーディネーターの充実に努めていきたいという。

スムーズな臓器提供へ向けて移植コーディネーターは、いわば要の存在といえるが、高橋さんに話を聞くと、何よりも大切なのは家族との向き合い方だという。特に今回のような脳死からの臓器提供の場合は、家族にとって最も大切な我が子との別れが迫り、気持ちが揺れ動く中で、家族の様子に合せながら情報提供にあたらなければならない。提供は決して強要ではなく、提供しない自由も含め、丁寧に説明しながら家族全員の意思を反映した結論に導くことが大事だという。高橋さんはこれまで、脳死の状態での臓器提供と心臓が停止した死後の臓器提供を決断した事例、提供を説明後に取りやめた事例を合わせて五〇件以上に立ち会っている。これまで最も記憶にあるのは、二〇〇六年、富山県立中央病院でコーディネーターとして立ち会った国内四四例目・北陸初の脳死による臓器移植であった。この場合は成人からの脳死移植であったが、不思議と脳死からの臓器移植にも動揺することはなかったという。

誰かのからだの一部となって、長く生きてほしい

富山大学附属病院の六歳未満の男児の話に戻ろう。

二〇一二年六月一〇日、富山大学附属病院の医師が、脳死とされうる状態を確認、さらに「移植ネットワーク」が、富山大学附属病院に一八歳未満の脳死判定に必要な委員会などの態勢が整っていることを確認したうえで、男児の両親が家族や親族合わせて八人の総意として、六月一二日に臓器提供を承諾した。ドナー家族からの脳死判定承諾書と臓器摘出承諾書の作成まで、家族に寄り添う医師とコーディネーターの緊張が続く。

家族による臓器提供の承諾を受けて、富山大学附属病院では最も慎重を要する脳死判定を開始した。判定には　富山大学附属病院脳死判定委員会の奥寺敬教授（救急・災害医学）を初め、静岡県立こども病院小児集中治療センター長の植田育也医師、聖霊三方原《せいれいみかたはら》病院救命救急センターの岡田真人医師ら、他病院の医師の応援も得て実施された。脳死判定の経過は以下のようになっている。

脳死判定は六月一三日午前九時一五分に一回目を始め、同日午後〇時八分に終了。二回目は、六歳以上は六時間以上空けるのに対し、六歳未満は二四時間以上となっている。このため、二回目は一四日午後〇時一九分に始め、同午後二時一一分に終了、死亡を確認した。外部から小児救急医と集中治療医を招いて実施したという。判定後、警察が検視を行った(3)。

このように子どもの脳死判定は、極めて厳格な判定が行われるが、六歳未満の幼児については特に慎重さが要求されている。しかもこの判定作業に至るまでは、各施設に設置されている虐待対応の委員会がまず虐待の有無の調査にあたる。富山大学附属病院では、「児童安全保護委員会」が虐待の評価を行い、その評価の妥当性について最終的に倫理委員会で評価するというステップを踏んでいく。改正臓器移植法では、特に除外例として「被虐待児」の項目が設けられ、「虐待死させた親の承諾に基づいて、死亡した児童から臓器を摘出するということは認めるべきでない」とする考え方が徹底されている。

今回の富山大学附属病院では、六歳未満で初のケースだけに社会的にもきちんと納得を得られるために倫理委員会が慎重に二回開催された。

病院での倫理委員会、そして慎重な脳死判定を経て、臓器提供という命のリレー実現への道が開かれていくのである。「移植ネットワーク」の記者会見でもこうしたドナー（臓器提供者）に対する敬意がにじみ出たコメントがあったが、その重い決断をした男児の両親が「移植ネットワーク」を通じて発表したコメントを原文のまま紹介しておきたい。

息子は、私たち家族が精いっぱい愛情を注いで育ててきました。元気な息子のわんぱくにふり回されながらも、楽しい時間を家族みんなで過ごしてきました。

本日、息子は私たちのもとから遠くへ飛び立って行きました。このことは私たちにとって大変悲しいことではありますが、大きな希望を残してくれました。息子が誰かのからだの一部となって、長く生きてくれるのではないかと。

そして、このようなことを成しとげる息子を誇りに思っています。

私たちのとった行動が皆様に正しく理解され、息子のことを長く記憶にとどめていただけるなら幸いです。そして、どうか皆様、私たち家族が普段通りの生活を送れるよう、そっと見守っていただきたくお願い申し上げます。(4)

「誰かのからだの一部となって、長く生きてほしい」とは、男児の両親にとって、決断に踏み切った切なる願いであろう。

「移植ネットワーク」の記者会見の翌日、富山大学附属病院では、国内初の六歳未満児の脳死判定により実現した臓器移植が本格的に開始された。「移植ネットワーク」では、すでに各臓器のレシピエント（移植を受ける患者）の選定作業を進め、六月一五日には富山大学附属病院で摘出された男児の臓器が、患者の待つ各地の病院へ運ばれた。

六月一五日の動きを要約すると次のようになる。

七時四八分　富山県立中央病院の摘出チーム到着
八時　大阪大学医学部附属病院（以降は大阪大学附属病院と表記）の摘出チーム到着
八時三六分　国立成育医療研究センターの摘出チーム到着
一二時六分　摘出手術開始
一三時三八分　心臓を摘出
一四時一一分　大阪大学附属病院で手術開始
一四時一六分　肝臓を摘出

一五時五分　大阪大学附属病院に心臓が到着
一五時一二分　腎臓を摘出
一五時四五分　富山県立中央病院に腎臓が到着
一六時　国立成育医療研究センターで肝臓移植手術開始
一八時二三分　富山県立中央病院で腎臓移植手術開始
一八時三八分　大阪大学附属病院の心臓移植手術終了[5]

臓器を提供した男児の心臓は、大阪大学附属病院で一〇歳未満の女児に移植され、肝臓は、東京の国立成育医療研究センターで肝不全のやはり一〇歳未満の女児に移植された。また、腎臓は、富山県立中央病院で六〇代の女性に無事移植された。

男児の臓器摘出手術が終了した六月一五日午後五時半から、富山大学附属病院では、井上博院長が記者会見を行い、経過を説明した。それによると、男児は六月初旬に事故による心肺停止状態で低酸素性脳症になり、別の病院で治療を受けたあと転院してきたとのことだが、井上院長は「移植でないと助からない患者と、善意で臓器を提供してよいという方がいる。そういう状況の中で、大学病院として移植に協力するのは当たり前のことだと考えている[6]」と述べた。

一方、大阪大学附属病院で、提供された心臓のレシピエントとなった一〇歳未満の女児の両親は、「今回の決断が、どれほど辛く深い悲しみの中でなされたかを思うとき、子を持つ親としてその心中を深く察するとともに、この勇気ある決断に心の底から敬意を表したいと思います。このご両親の思いをしっかりと受けとめ、お子様の命が私たちの子どもの一部として長く生き続けられるよう、精一杯の愛情とともに我が子を大切に育みたいと思います(7)」とのコメントを心臓移植手術を行った執刀医に託した。

　この歴史的な六歳未満の脳死判定から七年になる。二〇一九年二月二二日、六歳未満では国内初の脳死判定、そして臓器の提供者となった男児の主治医、富山大学附属病院の種市尋宙医師にあらためて聞いてみた。

「家族からの申し出があった状況で、私たちの施設ではそれはできないということがあってはならないと思った。虐待対応は、小児科医は全て日常的に取り組んでいるが、富山大学附属病院では『児童安全保護委員会』という組織でやることで、主治医一人に負荷がかからないようにしている。私たちが六歳未満からの提供の一例目を実施後に、子どもからの提供事例が増えると思っていたが、負担が大きいからなのか、医療現場にはまだまだためらいがあるように思う。私は小児科の専門医として、最大の課題は、子どもの終末期医療をどうするかということだと思う。子どもの最期にどんな看取りを望むかは家族によってさまざまであり、臓器提供もその中の一つで、私たちができるのは、その選択肢を示すこと

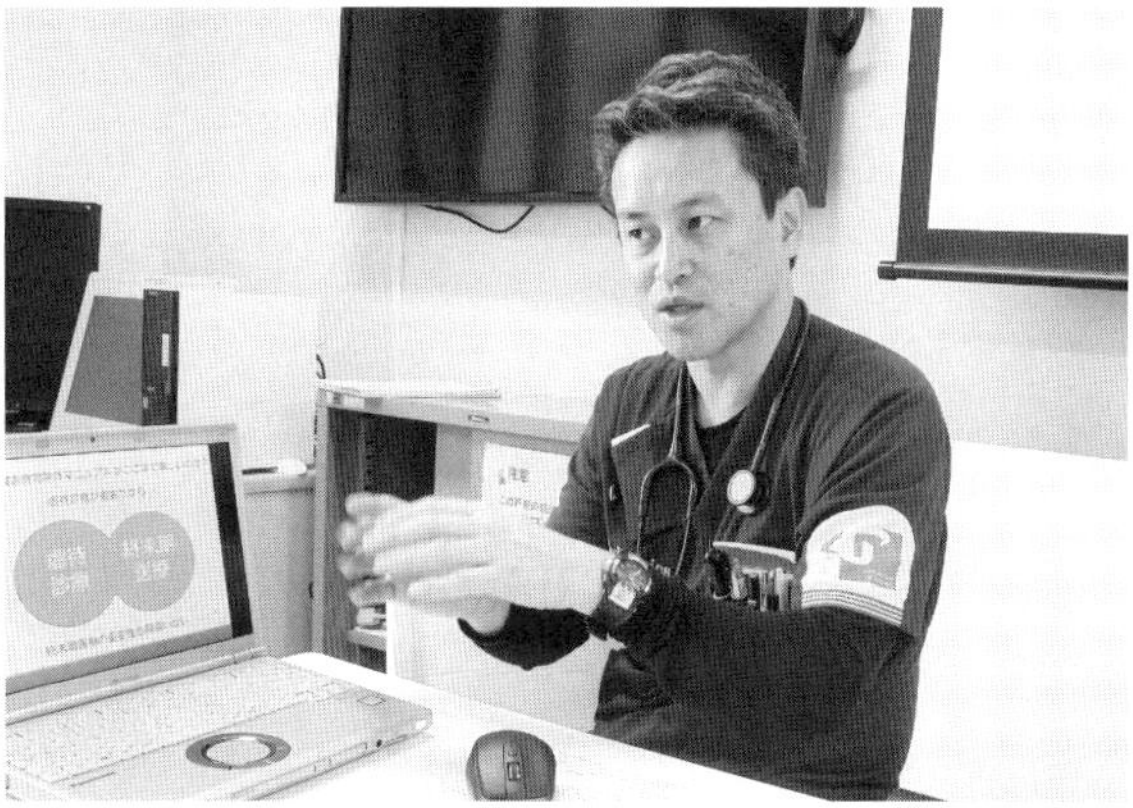

富山大学附属病院小児科　種市尋宙医師　　筆者撮影

である。『提供ありき』ではいけないし、虐待対応ももちろん大事だ。日本全体では、この点が未熟で、短い命だった子どもの最期をどのように看取るのか、家族と十分話し合う必要がある。脳死そして臓器提供も看取りの中の一つの権利であると考えてほしい」。

種市医師はこのように述べながらも、「少なくとも今後数十年間、移植でなくては救えない命がある。iPS細胞など、未来の医療がいろいろ話題になっているが、そこから本当に未来がひらけるかどうかわからない」と話した。

小児の救急・集中治療に携わる種市医師には、国内初、六歳未満の脳死判定から臓器移植に至る経験の前に、二〇〇九年、心臓移植のためにやむなく海外へ渡航した富山市の池田悠里《いけだゆうり》ちゃん（当時六歳）に対応した貴重な経験があった。悠里ちゃんは、生後三ヵ月で心臓が肥大化して筋肉が薄くなる難病の「拡張型心筋症」と診断され、三歳で心臓にペースメーカーを装着していた。しかし、二〇〇九年秋、病状が悪化、富山大学附属病院では海外での移植しか助かる道はないと判断した。

悠里ちゃんの場合は、まだ改正臓器移植法が施行されておらず、国内では、一五歳未満の子どもからの脳死下での臓器提供は禁止されていたため、富山大学附属病院の小児循環器チームはアメリカでの移植を決断、悠里ちゃんをアメリカへ搬送するチームリーダーの役割が種市医師に託された。

幸い、アメリカでの移植手術に必要な一億四〇〇〇万円が「ゆうりちゃんを救う会」の募金の努力によって集まり、二〇〇九年一二月二八日、成田空港を飛び立った。目指すはアメリカ、ニューヨークのコロンビア大学附属病院、種市医師は、悠里ちゃんの父親・池田健史さんらとともに悠里ちゃんの無事を祈りながら、コロンビア大学附属病院に入った。

コロンビア大学附属病院では、一ヵ月も経たないうちに早くもドナーが見つかり、無事、移植手術を受けることができた。コロンビア大学附属病院では、当時、海外からの患者に対し、五％ルールという、いわゆるアメリカ国内の患者以外への移植は、全体の移植の五％以内に限るという規定があり、悠里ちゃんは、二〇〇九年最後の残された一枠での外国人枠で手術が許可されたのであった。

二〇一二年、国内初の六歳未満の脳死、そして臓器移植の道を開いた種市医師には、悠里ちゃんに付き添った経験もあり、家族からの申し出には、なんとしても応えなければとの思いが強かったに違いない。「六歳未満、国内初の道を開いたのは私たちではなく、男児の家族ですよ。家族の思いがはっきりしていたので、私たちは、批判を浴びるのも覚悟で、この思いに応えたいと思いました」と種市医師は当時の決断を振り返った。

二〇一二年、富山大学附属病院のケースからおよそ二年間、日本では、六歳未満の脳死判定はなかった。種市医師は、主に医療現場を中心に、自らのケースについて講演などを行い、小児の救命医療のあり方について語り始めていた。

家族の思いと看取り

二例目は、二〇一四年一一月二三日、東京の順天堂大学医学部附属順天堂医院に低酸素脳症で入院中の六歳未満の女児が、脳死と判定され、心臓は大阪大学附属病院で一〇歳未満の男児、肺が京都大学医学部附属病院（以降は京都大学附属病院と表記）で一〇歳未満の男児、肝臓は京都大学附属病院で一〇代女性に移植されたほか、二つの腎臓もそれぞれ移植が実施された。「移植ネットワーク」の発表によると、主治医が家族に、女児が重い脳障害になっていると説明すると、家族から臓器提供の希望が伝えられ、移植コーディネーターが計三回、約四時間にわたって臓器提供について説明した。その後、医師が脳死とされうる状態と診断し、女児に対する虐待の疑いがないことを病院側が確認、児童相談所にも連絡したうえで、両親が、家族や親族計六人の総意として臓器提供を承諾した。[8]

六歳未満の小児の場合は、一例目の男児の場合と同じく、何よりも家族の承諾が大きな意味を持つ。この女児の両親の気持ちを述べたコメントも紹介しておきたい。

これまで娘の回復を期待してきたが、回復の見込みがもはやないことを受け入れるに至った。娘は心の優しい子だった。病気に苦しむお子さんを助けることに娘は賛同してくれると信じる。残された私どもにも大きな慰めとなる。もしわが子が臓器移植でしか助からない疾患を持って生まれてきていたら、私どもも臓器提供を必死に待ち望んだことだろう。だからこそ今、臓器提供が可能な立場ならば提供しようと考えた。[9]

三例目は、二例目の翌年、二〇一五年一月一三日、大阪大学附属病院で実施された。脳死と判定されたのは、六歳未満の女児で、特発性拡張型心筋症という重い心臓病を患い、心臓移植を希望、アメリカでの心臓移植が決まり、渡航の準備をしていたという。女児は臓器提供の意思表示をしていなかったが、家族が肺、肝臓、腎臓、膵臓、小腸の提供を承諾、膵臓と小腸は医学的な理由で提供を断念したという。心臓移植の待機中の患者が、脳死判定後に臓器提供するのは初めてだった。[10]

この女児の両親のコメントには、心臓移植待機中の娘だったこともあり、移植を待っていた両親の無念の気持ちがにじみ出ている。

私たちの子は原因不明の拡張型心筋症になるまで、大きな病気をすることもなく、元気に成長してきました。昨年四月には幼稚園に入園し、初めての運動会の練習を一生懸命しておりました。運動会前日、風邪のような症状から病院を受診し、特発性拡張型心筋症であることが分かりました。

一二月に容体が悪化し、補助人工心臓をつけて移植を待機することにしか命をつなぐ方法がなくなりました。待機している間も小さい体で度々の脳出血や数回の開胸手術に耐えておりました。さらに何度も血栓が補助人工心臓内にでき、そのたびに管の取り換えも行っており、本当に生きた心地がしない日々でした。

国内待機の限界を感じ、先生にお願いし海外での移植手術を目指し動き出しました。受け入れ先も決まり、渡米への準備をしているさなかの一月の上旬に最も心配していた血栓が娘の脳に飛び、重篤な脳梗塞を起こしました。それでも諦めずに回復を祈っておりましたが、二日後に娘は脳死状態になりました。娘には補助人工心臓のことを「あなたのことを守ってくれる大事なものだよ」といつも伝えていただけに、本当に無念でやるせない気持ちです。

娘がほぼ脳死状態にあると分かった時に私たちは、心臓移植待機中のことを思い出しました。国内では臓器提供が少ない状態を強く感じておりましたので迷わず、娘の臓器を移植待機されているお子様やそのご家族様のために提供したいと申し出ました。私たちは娘が発病してからも三ヵ月間、暗闇の中にいました。同じようなお気持ちの方に少しでも光がともせられたらと思っております。現在の日本の移植医療の現状を皆様にご関心を頂き、命のリレーが一般的な治療方法として日本でも行わるような環境に進んでいくことを望みます。(11)

この両親のコメントからも現在、日本の移植医療がおかれている現状が伝わってくるが、実は、「移植ネットワーク」が発表したコメントの中で、両親のコメントの一部が削除されていたことが翌日になって判明した。削除されていたのは、小児用補助人工心臓が未承認である現状の改善を訴えた部分であった。(12) さらに、この大阪大学附属病院の例では、脳死と判定され、臓器提供した六歳未満の女児の両親が実名を明かして記者会見しようとしたが、病院から「実名を公表すべきでない」と自粛を求められ中止となった。臓器移植法では、特に匿名に関する記述はないが、厚生労働省はガイドラインで「提供者に関する情報と移植患者に関する情報が相互に伝わることのないよう、細心の注意を払うこと」と規定している。移植の仲介を行っている「移植ネットワーク」では、臓器提供者や移植患者が特定されないよう匿名にし、細心の注意を払っていることは事実であり、何よりも双方の氏名・住所を公表することによる患者側の負担やさまざまなトラブルが発生することを防止しているのである。

六歳未満の子どもからの臓器提供は、その後、一三例目まで実施されている。参考までに、四例目以降の六歳未満の臓器提供を紹介しておく。

脳死判定	性別	施設
四、二〇一五年一〇月一二日	男	千葉県
五、二〇一六年二月二三日	女	東海地方
六、二〇一六年四月二二日	女	神奈川県内
七、二〇一七年五月一〇日	男	広島県内
八、二〇一八年六月三〇日	男	東京都
九、二〇一八年七月二一日	男	滋賀県内
一〇、二〇一九年二月一六日	男	群馬県内
一一、二〇一九年二月二二日	女	山形県内
一二、二〇一九年四月三日	女	埼玉県内
一三、二〇一九年四月二六日	女	京都府内

[13]

改正臓器移植法が全面施行されてから、九年になるが、六歳未満の小児の移植はこのように一三例（二〇一九年四月二八日現在）である。また、一五歳未満に広げてみても、小児の脳死臓器提供件数は、二〇一一年と二〇一二年が一件、二〇一三年と二〇一四年が二件、二〇一五年が四件、二〇一六年が二件、二〇一七年が四件、二〇一八年が五件と、[14]子どもの臓器提供は、少しずつ増えてはいるが、決して多くはない。もちろん、小児のドナーを増やすことより、小児の救命医療の充実が最優先されるのは当然としても、脳死状態に陥った子どもの家族が臓器提供の意思を示した場合の対応が必要になってくる。

小児の臓器提供において、現在、主として二つの課題が指摘されている。一つは、例えば、六歳未満の小児の脳死判定の難しさである。六歳以上の脳死判定では、二回の検査間隔を六時間以上としているのに対し、六歳未満では検査間隔をこの四倍長い二四時間以上とするなど極めて厳格である。これは脳の強い回復力への配慮からだが、六歳未満においてはより慎重な脳死判定の技術が要求される。

もう一つは、一八歳未満の臓器提供について求められる虐待の疑いを排除するという課題である。実際に臓器提供を決断した家族に対し、虐待の確認をし、警察や児童相談所などとも連絡を取りながら、虐待の有無を医療機関が判断しなければならない。虐待の実態は、確かに深刻である。二〇一三年、『読売新聞』が臓器提供を行う全国の医療施設に対して行った[15]アンケート調査でも、脳死の可能性があると判断された子どもの約一四％で虐待の疑いがあったという。最近でも虐待の報道が後を絶たない。

ただ、こうした課題への対応は、医療機関にとっては大変な負担になり、臓器移植の最前線に立つ医師らの決断にためらいを生じさせることになってはいないだろうか。医療現場では、脳死になった場合、選択肢の一つとして、臓器提供の機会があることを家族に説明することに消極的にならざるを得ないのではないだろうか。

　種市医師が、富山大学附属病院のカンファレンスルームで筆者に強く語ってくれたのは、「小児の臓器提供には希望があると思う。家族が臓器提供を決意する背景にはどこかで、自らの子どもの臓器が生きていてほしいと願う心があるからだ。今後、医療現場の環境整備と共感が得られるようになれば、日本の小児の臓器提供はもっと増えてくる可能性がある。小児の終末期医療、つまり看取りに責任を持つ全国の小児科医たちを信じたい」という言葉だった。

引用文献

（1）日本臓器移植ネットワーク『日本の移植事情』二〇一八
（2）国際移植学会「臓器取引と移植ツーリズムに関するイスタンブール宣言」
　www.asas.or.jp/jst/pdf/20080805.pdf　取得日　二〇一九年一月八日
（3）二〇一二年六月一五日付け『北日本新聞』
（4）二〇一二年六月一五日付け『毎日新聞』
（5）二〇一二年六月一六日付け『北日本新聞』
（6）二〇一二年六月一六日付け『読売新聞』
（7）二〇一二年六月一九日付け『読売新聞』
（8）二〇一四年一一月二四日付け『北日本新聞』
（9）二〇一四年一一月二四日付け『北日本新聞』

（10）二〇一五年一月一四日付け『毎日新聞』
（11）二〇一五年一月一四日付け『毎日新聞』
（12）二〇一五年一月二二日付け『毎日新聞』
（13）「臓器移植・提供の現状」（「トリオ・ジャパン」資料）に「日本臓器移植ネットワーク資料」を加筆
（14）日本臓器移植ネットワーク資料
http://www.jotnw.or.jp/file_lib/pc/datafile_brainCount_pdf/analyzePDF2018.pdf　取得日　二〇一九年三月五日
（15）二〇一三年七月一八日付け『読売新聞』

参考文献

一、日本臓器移植ネットワーク『日本の移植事情』二〇一八
二、小林英司「イスタンブール宣言と世界の動向」町野朔ほか『移植医療のこれから』信山社、二〇一一
三、二〇一二年六月一五日付け『北日本新聞』
四、二〇一二年六月一五日付け『富山新聞』
五、二〇一二年六月一五日付け『読売新聞』
六、二〇一二年六月一五日付け『朝日新聞』
七、二〇一二年六月一五日付け『毎日新聞』
八、二〇一二年六月一五日付け『北陸中日新聞』
九、二〇一五年二月一二日付け『毎日新聞』
一〇、朝居朋子『いのちに寄り添って　臓器移植の現場から』毎日新聞社、二〇一二

第二章　移植医療への道

「和田移植」以後、封印された日本の臓器移植

臓器移植の歴史と現状を説明する前に、第一章で、いきなり小児の臓器移植の具体例を取り上げたのは、臓器移植を取り巻くさまざまな問題が山積する中で、特に小児の臓器移植がなかなか進まないまま、国内での移植を待ちきれない親たちが、極めて高額な負担が必要にもかかわらず、海外での移植を目指す動きが現在も続いているからである。

重い心臓病の子どもたちが、海外での移植に望みをかけて二億円から三億円の負担をしたり、寄付金を募って渡航するケースがしばしばニュースになる。「わが国における臓器提供の現状と各臓器移植実績」(1)によると、海外で心臓移植を受けた子どもだけでも、一九八四年から二〇一七年一二月末までで、一一八人になるとのことで、移植時の平均年齢は七・七歳とのことである。

臓器移植の現状を説明する前に、そもそも移植医療はいつ頃から始まったのか、「移植ネットワーク」の資料などを参考にしながら、主な動きを概観してみる。

まず脳死の概念が生まれる前までは、心臓が停止した死後でも提供可能な腎臓・膵臓・眼球が臓器提供の端緒であり、一九五〇年代から一九六〇年代にかけて、海外・国内を問わず実施されていた。一九八〇年には日本で、それまでの実績を受けて「角膜及び腎臓の移植に関する法律」が施行された。

一方、脳死判定が必要な心臓・肝臓などに関する移植が、日本で実施されたのは、今から五〇年前の日本初の心臓移植「和田移植」まで遡《さかのぼ》らねばならない。

札幌医大 日本で初、心臓移植に成功

18歳の少年、経過順調

提供者は事故死青年 よかった手術条件

【札幌】札幌医大胸部外科（和田寿郎教授）は八日早朝、重症の心臓疾患の男の少年に事故死した男の青年の心臓を移植する手術に成功した。この手術は日本では初めてだが、世界では三十番目。患者の手術後の経過は順調である。心臓移植を受けた患者は[redacted]。心臓提供者は北海道に住む二十歳の青年で七日深夜、ある事故で死亡した。手術は八日午前二時五分、まず患者に人工心肺を約一時間つなぎ、この間に悪い心臓を十三分間で取り出した。このあと用意した心臓提供者の心臓を植えつけるのに約四十五分かかり、止血の手当てをして同日午前五時五分、手術を終わった。手術後、二十時間経過した午後十時二十分現在、少年の容体は変化なく脈拍九二、血圧一二六―八〇、呼吸は一分間に十六、体温三七・二度。このほか血色は赤味を帯びており、きわめて順調な状態。現在機械呼吸を続けながら麻酔を持続的にかけているため、意識はもうろうとしており、反応はないが、これは医学的措置として軽く眠らせているためである。栄養剤、水などを点滴注射で体内に補給する一方、心電図、血圧、脈、呼吸などを監視している。【十三面に関連記事】

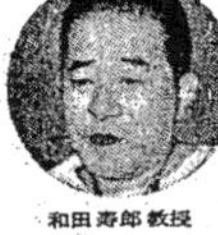

和田寿郎 教授

拒否反応心配せず 世界で30番目

同外科では、この心臓移植手術後、二週間順調な経過をたどれば長期生存の見込みがあるとみているが、問題の拒否反応については、それほど大きな問題とは考えておらず①心臓提供者の血液はO型で輸血からみれば万能供血者。受けた少年はAB型で万能受血者で、移植の立場からいえば一番有利②外科手術の技術面からみると、これまでの手術に比べ早くもおそくもなく手ぎわよかった③いままでの外国の移植手術の成績を学問的に聞いて意見を交換、拒否反応を抑制する特別の薬（イムラン）「[illegible]方法で手術をした―などから手術の条件はよかったとしている。

移植を受けた[redacted]十歳の時から心臓をわずらっており、学校に通ってはいたが、運動はほとんどできず、病院通いが続いた。六月十二日、札幌医大病院で診察を受け、五日入院したが、僧帽弁閉鎖不全症、三せん（尖）弁閉鎖不全症、大動脈弁狭さく（窄）症など非常に重い心臓弁膜症だった。診察を受けた段階では心臓が胸の中で六〇％を占めるほど肥大しており、肝臓も手のヒラほどにはれていた。

従来の手術は危険が伴ううえ、薬などでは効果がないため、少年自身や家族は「心臓の提供者さえいれば移植手術を受けたい」といっていた。

一方、心臓提供者は事故後、七日夜同病院に運び込まれ、人工心肺につないで三時間努力したが生存は不可能となり、同日午後十一時ごろ脳死した段階で医学的死亡を認め手術に取りかかった。心臓提供については青年の両親からも「お役に立てては使ってください」と申し出があった。

手術は同病院二階の中央手術室で行なわれた。執刀者は和田寿郎教授をはじめ富田房芳講師、金子正光助手、池田晃治助手、渋谷雄也助手の同外科の五人と同大麻酔科、小川秀道助教授、看護婦を含めたスタッフ二十人。

手術後同外科の池田助手は「昨年十二月バーナード博士が世界で初めて心臓移植に成功して以来、自分たちもそのような立ち場になることを予想、心臓移植の可否についての倫理的な問題については何回も討議を繰り返し克服していた」と語っている。

"技術的に自信あった" このまま二週間もてば大丈夫

和田教授の話　手術後の経過は順調で、このまま二週間続けば患者は大丈夫だろう。これまで人工弁の手術を数百例行なったので技術的には自信があった[illegible]き心臓の提供者側の協力で運に恵まれていた。これまでの移植手術で難問だった拒否反応は手術の技術的な面で解決できると思う。「死の定義」については世間で騒がれているが、これは医者が決めるべきだ。

今後の患者の見通しについては言えない。ただ誠心誠意を尽くして患者を見守るしかない。

臓器移植の立法を検討

川井法務省刑事局長の話　心臓提供者の死の時期のとり方いかんでは外形的な意味の"殺人"となるが、医師が死亡を認定したあと、遺族の正式な同意があれば、違法性は問われない。死の認定は純粋に医学上の問題であり、死の認識は必ずしも法律上定めなくても、医学界や社会通念が確立されればそれでよいのではないか。しかし今後臓器移植が現実の課題になれば、なんらかの立法が必要になるかもしれないので、臓器移植法制定準備委員会に法務省からも参加、法律上の助言をしている。いずれにしてもこれから検討を始める段階であり、医学者、法学者、宗教家などの意見のもとに法務省の態度を決めたい。

提供者の死亡判定問題

実用的な人工心臓 完成までやるべきでない

石橋幸雄東大医科学研究所教授（日本臓器移植学会会長）の話　せっかくの朗報に水をさすわけではないが、心臓提供者についての死の判定は単純でないから、いまの時点では複雑な気持ちだ。"脳波の停止を死の判定基準にする"という声もあるが、まだ慎重な検討が必要だと思う。心臓移植は、失敗したら生きられない点で、ジン臓移植とは安全性に大きな相違がある。これを契機に心臓移植競争があちこちで起こると非常に困る。実用的な人工心臓が完成するまでは、心臓移植はやるべきではないのではないか。

パイオニア精神に敬意

林田健男東大教授（外科）の話　和田教授は新進気鋭の外科医で、米国留学中、バーナード博士とも旧知の仲だ。日本のような古い東洋的な道徳観念がいまだ根強い国では、心臓移植にいろいろむずかしい条件が多いが、それを打破して手術を敢行したパイオニア精神に敬意を表する。今度の手術の特徴は①提供者、移植者とも年が若く、移植条件が良い②札幌医大の各科の協力体制が万全だった―などがあげられる。

死の判定をめぐって、移植に関する法律制定の準備が日本でも進められているが、欧米諸国ですでに手術がどんどん行なわれている現状で、法律問題はいずれ時間が解決するだろう。

1968年8月9日付け『北日本新聞』朝刊　　共同通信配信

一九六八年八月、札幌医科大学の和田寿郎教授（当時）が、海で溺れた二一歳の男子大学生の心臓を摘出し、心臓病で入院中の一八歳男性に移植した、いわゆる「和田移植」は、一九九七年、臓器移植法が施行される前の、わずかに一件の心臓移植である。

「和田移植」については、のちに『凍れる心臓』[2]と題されたルポルタージュがあるが、当時、脳死判定があいまいで、心臓を摘出した男子大学生は本当に脳死だったのか、多くの疑惑が持ち上がった衝撃的なものであった。移植を受けた一八歳男性も八三日目に感染症などで死亡、和田教授は、結果は不起訴になったが、殺人容疑で告発されるという、移植への不信感を生む、不幸な出発点になった。

「和田移植」への批判の主なものは、「密室で行われた」「心臓提供者の脳死判定も、移植患者の選定もすべて移植した外科医が行った」「これら全過程の記録に疑問がある」[3]など、密室での移植に多くの疑念が呈された。「和田移植」以後、日本では脳死者からの移植が約三〇年間途絶えた。

心停止後の腎臓や角膜などの移植は順調に進み、一九八九年には、島根医科大学（現・島根大学医学部）で初の生体部分肝移植も行われた。

これに対し海外では、「和田移植」の前年、一九六七年に南アフリカでは、交通事故で死亡した二五歳女性の心臓を五四歳男性に移植、この男性は手術後一八日目に死亡したが[4]、世界初の心臓移植がスタート、以後、欧米では脳死に対する理解が進み、日本の臓器移植法が施行される一九九七年までの約三〇年間、脳死による移植を封印した感のある日本と欧米では、移植医療の差が大きくなっていった。

急速に高まる脳死論議

臓器提供には、これまで述べてきたように、腎臓や角膜など、心臓が停止した死後の提供によるもの、健康な人からの臓器の部分提供（生体移植）、そしてこれまで説明してきた脳死後の臓器提供の三つがあるが、生体移植を除くと、心臓・肺・肝臓・小腸・膵臓は、法的脳死下でのみ提供される。心停止の後にこれらの臓器を摘出しても、心停止から摘出するまでの血流が止まった間に臓器が傷《いた》み、移植に適さなくなってしまう。また、脳死下で摘出されるこれらの臓器も、摘出後わずか数時間以内に待機者に移植しなければ、やはり同様に傷んでしまう。各臓器の搬送時間は、心臓が二〜三時間、肺が六時間、肝臓と小腸が一〇時間とされる。(5)

ところで、「和田移植」後、脳死や臓器移植への不信感から、日本では脳死下での移植はタブー視され、欧米に遅れをとる一方だったが、一九八〇年代に入り、脳死下での移植再開の動きが少しずつ出てきた。海外での移植の進捗も情報として刺激を与え、また、実際に海外へ移植を受けに行く患者も日本で増えてきた。このような動きを受け、一九八三年、厚生省（当時）が「脳死に関する研究班」を発足、その二年後の一九八五年に厚生省脳死判定基準「竹内基準」が発表になった。「竹内基準」の「竹内」とは、本書「はじめに」で紹介した杏林大学名誉教授・名誉学長の竹内一夫さんである。

この厚生省脳死判定「竹内基準」が公表されたのを受けて、日本国内でも脳死に関する論議が急速に高まった。この論議を後押ししたのは、なんといっても一九八〇年代に入って移植後の拒絶反応を

厚生省脳死判定基準（1985年）

1．脳死判定医

倫理委員会において選任され、下記の条件を揃えている医師が行う。

1）脳神経外科医、神経内科医、救急医、麻酔・蘇生科・集中治療医学会専門医または学会認定医の資格を持つ者

2）脳死判定に関し豊富な経験を有し、臓器移植に関わらない者

3）判定は２名以上で行い、少なくとも１名は、第１回目、第２回目の判定を継続して行う

2．対象例

1）器質的障害により深昏睡、無呼吸をきたして人工呼吸を必要とする症例。

2）原疾患が確実に診断されている症例（頭部ＣＴ検査による画像診断は必須）。

3）現在行いうるすべての適切な治療手段をもってしても回復の可能性が全くないと判断される症例。

3．除外例

1）小児（15歳未満）、知的障害など本人の意思表示が有効でないと思われる症例

2）脳死と類似した状態になりうる症例

①　急性薬物中毒：鎮静薬、鎮痛薬

②　深部温：32℃以下

③　代謝異常、内分泌疾患

4．判定上の留意点

中枢神経抑制薬、筋弛緩薬などの影響を除外する。ショック状態を除外する。

収縮期血圧90mmHg以上

5．判定基準

1）深昏睡　JCSで300　GCSで３　顔面の疼痛刺激に対する反応があってはならない。

自発運動、除脳硬直、除皮質硬直、けいれん、ミオクローヌスがみられれば脳死でない

2）瞳孔　両側中心固定、瞳孔径は左右とも４mm以上

3）脳幹反射の消失

a）対光反射の消失

b）角膜反射の消火

c）毛様体脊髄反射の消失

d）眼球頭反射（人形の目試験）の消失

e）前庭反射の消失（温度試験）

f）咽頭反射の消失

g）咳反射の消失

自発運動、除悩硬直、除皮質硬直、けいれんがみられれば脳死ではない

4）脳波活動の消失

基準感度10μV/mmの記録と部分的に感度を上げて２μV/mmの記録を行う。

5）自発呼吸の消失　無呼吸テストの条件、方法：PaO2台 ≧ 200mmHg、PaCO2 35～45mmHgであることを確認。

６ℓ/分の100%酸素を投与する。

PaCO2 ＞ 60mmHgになった時点で無呼吸を確認

6．判定間隔（観察時間）

第１回目の脳死判定終了時点から６時間以上を経過した時点で、第２回目の判定を開始する。第２回目の判定終了時をもって脳死と判定する

厚生省脳死判定「竹内基準」（1985年）　　出典：武下浩・又吉康俊『解説「脳死」』巻末資料

抑える薬が欧米で開発されたことが大きかった。筆者が臓器移植の取材のためにカナダに向かった当時の一九八八年頃には、世界で心臓移植が年間二〇〇〇例、肝臓移植が一〇〇〇数百例に達していた。

カナダでの取材報告は、第四章に譲るとして、筆者の知るかぎり、この国において、脳死と臓器移植に関する論議が最も高まったのはこの頃である。この頃収集した資料のスクラップが今も手元にあるが、「竹内基準」の公表のあと、まず各大学・医療機関が移植再開に向けて積極的に準備を始めた。一方で、脳死は人の死か否かについて、一挙に議論が噴き出ることにもなった。

「日本学術会議・医療技術と人間の生命特別委員会」は、一九八七年一〇月、「脳死に関する見解」を発表した。人文・社会・自然科学の多くの専門家が集まる「学者の国会」と言われる学術会議だけに、その見解の内容が注目されたが、「全脳の機能が不可逆的に喪失した状態と定義される脳死は、医学的にみて個体の死を意味する[6]」と専門部会の意見を集約しながらも、「医学界の中にも少数ながら疑義を持つものもある。脳死を人の死と認めるか否かについては、法律的にはこれを肯定、否定する見解が対立している[7]」などと述べ、両論併記的な記述となった。また、日本医師会の「生命倫理懇談会」は、一九八八年一月、「脳死および臓器移植についての最終報告」をまとめたが、死の定義については明確に「従来の心臓死のほかに、脳の死（脳の不可逆的喪失）をもって人間の個体死と認めてよい[8]」とした。これに対し、真っ向から脳死に反対の意見書を出したのは、日本弁護士連合会である。

日本弁護士連合会は「社会的合意がなく、患者の人権保障が不十分な現状のまま、脳死を人の死と認めて脳死患者からの臓器移植を容認することには反対する[9]」とした。

こうした各界の意見表明を受け、各メディアも特集を組むなど、脳死是非を問う声がさらに高まった。

一九八八年二月二一日付けの『読売新聞』は、心臓・肝臓に関する移植現場の最前線を取材し、「脳死まず信頼の回復」との見出しをつけ、二〇年前の「和田移植」への強い反省を主張、再開機運が高まりつつある移植の現場で、脳死問題に加えて、医療機関が先陣争いの様相を見せていると指摘し、橋本勇・日本移植学会理事長（当時）に脳死反対論に対する見解を求めている。橋本理事長はこれに対し、「脳死が個体死であるかどうかは各人が独自に判断してもいいと思う。それぞれの人にそれぞれの生命観、倫理観、宗教観、文化があるのだから、結論が違っても不思議ではない。問題は、脳死をいかに理解するかにかかっている。（脳死を）強制すべきではないし、画一的に決めることもできないと思う」と述べ、「何よりも医療をオープン化し、密室の中で医療が行われていると、とられることのないようにすべき」と答えている。[10]

また、『朝日新聞』はほぼ同時期に、脳死と臓器移植に関する世論調査を行ったが、「日本でも心臓移植を進めるべきか」との設問に、「進めるほうがよい」という推進派が七四％にものぼり、「そうは思わない」という反対派の一三％を大きく上回った。ところが、この質問に先立つ脳死判定への賛否の質問では、「脳死を死と認める」と答えた人は全体の四三％しかいないのである。[11]これらの結果からみると脳死と心臓移植が必ずしも直結したものとして受け止められてはいないようだった。

心臓の移植手術には、脳死段階からの心臓の摘出が必須なのである。当時はこのように脳死そのものに対する理解がまだまだ不十分で、移植再開へのためらいが各界にあるようだったが、筆者の記憶としては、前述の橋本勇・日本移植学会理事長の記事にあったように、各界での脳死・臓器移植論議が活発に行われ、特に宗教界からの発言が熱を帯びてきた。筆者の住む富山は仏教王国、わけても真宗王国と言われるが、医療と宗教を考えるさまざまなシンポジウムなどが開催され、宗教者から生命科学への問いかけが顕著であった。

筆者は当時、富山の民放ローカル局で、ニュース報道の現場にいたが、一九八七年九月中旬、富山市の富山西別院本堂で「仏教と医療福祉」をテーマにしたシンポジウムが開かれ、医師・僧侶・市民ら約四〇〇人が参加、臓器移植も取り上げられた。

確かに、生と死を考える場合には、「いのちとは何か」という観点から、どこで生と死の境界線を引くのかや、生命にどこまで人間の手を加えていいのかなど、脳死と臓器移植は、宗教と生命科学という分野において重要なテーマになっていった。

医学界・メディア・宗教界などで激しい論争が続く中、当時の脳死論議に一石を投じたのが、一九八五年から一九八六年にかけて『中央公論』誌上に連載されたジャーナリスト・立花隆さんの論考だった。「一石を投じた」と書いたが、これは臓器移植推進の立場ではなく、「脳死判定」をめぐる不分明さをつき、臓器移植に疑問を呈するものであった。筆者はそれまで、立花さんの数々の科学フロンティアともいえる論考に敬意を抱いていただけに、医学文献を徹底的に分析し、「脳死判定」の疑問点を突いた立花論文に衝撃を受けた記憶がある。この論考は一九八六年に『脳死』[12]として出版されたが、一般市民に対する医療不信を深め、「脳死判定」への厳格な再考を促したことは間違いない。

立花隆さんだけでなく、二〇一九年一月に亡くなった哲学者の

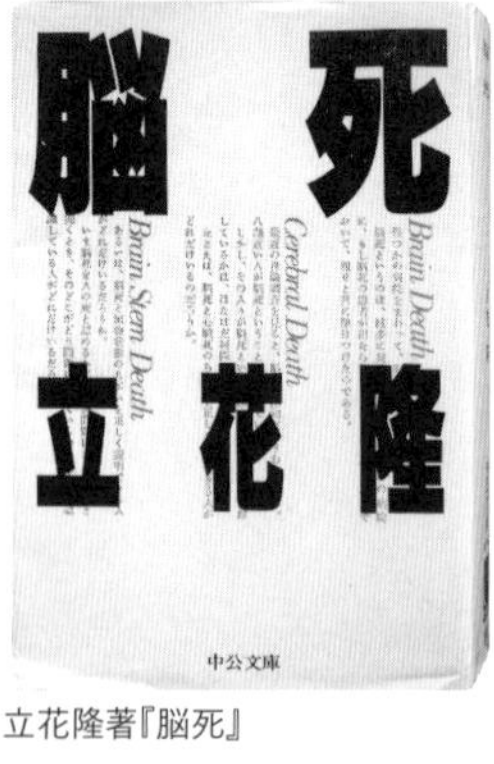

立花隆著『脳死』

梅原猛さんも当時、「脳死を死と認め、移植を推進する人には生命への畏怖という観念がほとんどないのが大変心配なのである[13]」と脳死を死と認めることには絶対反対の立場をとった。

こうした脳死論議から見えてくるのは、人の死を決めるのは一体誰なのかということである。確かに医学的には脳死をもって人の死とするのが合理的であるとしても、社会的・法的には果たしてそれでよいのかという疑問、つまり脳死に社会的な合意が得られるのかという問題が、最後まで残る最大の問題になる。

一九八五年に『見えない死─脳死と臓器移植[14]』を書き、脳死を人間の死として立法化することに反対してきた中島みちさんは、「健康人である大多数の国民が、ほとんど関心を持たない問題、なかんずくその本質までしっかり理解しようという関心を抱きがたい問題については、脳死を容認するかしないかとか、脳死者からの臓器移植への賛否などという包括的、観念的になりがちな形で、まるごと提出して論議しても、真の社会的合意など形成されようがないということです[15]」と指摘した。

国内で脳死論議が高まる中、一九八九年、島根医科大学で初の生体部分肝移植が行われた。手術を受けたのは、先天性胆道閉鎖症の小児だった。手術は父親の肝臓の一部を移植する難度の高いもので、日本初、世界でも四例目だったが、肝臓移植が脳死と絡まない形で再開されたことで、長い間、停滞期にあった日本の臓器移植を大きく動かすきっかけとなった。生体部分肝移植については、第三章でも触れるが、「患者に対して親から提供される生体肝移植に限られていた時代は、九〇年代で終わり、二〇〇〇年からは全症例の半数以上が成人患者に対する移植[16]」となっていった。生体からの臓器提供は、親族に限定されている。

「脳死臨調」設置

脳死問題による膠着状態を打ち破るように、一九九〇年、ついに国会が動き出した。総理大臣の諮問機関として、「臨時脳死及び臓器移植調査会」、いわゆる「脳死臨調」が設置されたのである。「脳死臨調」は、一九九一年六月に中間報告、一九九二年一月に最終答申を出したが、国政レベルでの初の答申だけにそれなりの重みをもって受け取られた。ただ内容的には、脳死状態からの臓器移植を認めるという点では意見の一致をみたが、「脳死を人の死とするか」という点では、これを認める多数意見とこれを認めない少数意見の両論併記になった。「脳死を人の死」とすることに異論はあったが、とにもかくにも「脳死状態からの臓器移植を認める」ことには全員肯定的であったことから、紆余曲折はあったものの、日本における初の「臓器の移植に関する法律」が一九九七年六月に国会で可決・成立、同年の一〇月一六日に施行された。

この法律は、それまでの「脳死は人の死か」についての激しい対立の妥協点として、他国に例のない独自の結論を盛り込んだものになった。

「臓器の移植に関する法律」において最も重要なポイントというべき、第六条を次に記す。

第六条① 医師は、死亡した者が生存中に臓器を移植術に使用されるために提供する意思を書面により表示している場合であって、その旨の告知を受けた遺族が当該臓器の摘出を拒まないとき又は遺族がないときは、この法律に基づき、移植術に使用されるための臓器を、死体（脳死した者の身体を含む。以下同じ。）から摘出することができる。
②前項に規定する「脳死した者の身体」とは、その身体から移植術に使用されるための臓器が摘出されることとなる者であって脳幹を含む全脳の機能が不可逆的に停止するに至ったと判定されたものの身体をいう。
③臓器の摘出に係る前項の判定は、当該者が第一項に規定する意思の表示に併せて前項による判定に従う意思を書面により表示している場合であって、その旨の告知を受けたその者の家族が当該判定を拒まないとき又は家族がないときに限り、行うことができる。[17]

すなわち、この六条では、本人が生前、提供の意思を書面で表示している場合とし、脳死・臓器移植が法的に認められるのは、本人が提供意思を書面で表示し、なおかつ、家族の承諾がある場合に限定されたということである。諸外国と比較すると極めて厳しい結論であり、のちにこの点への再検討が始まることになる。

一方、脳死と臓器移植の論議でよく引き合いに出された日本人の「伝統的死生観」から死の判定にさまざまな意見が残ることになった。民俗学が専門で、当時、神奈川大学教授の宮田登さんは、「脳は人の死ではないが、臓器移植を行うにあたっては、限定つきで人の死になるという、あいまいな解釈が成り立つことになった。これまでも日本人の死生観に関する論議はあったが、一般論として臓器移植に対する忌避観は根強いものがある。人の死を霊魂のあり方と関わらせる傾向が、日本人の民族性のなかに横たわっているからである[18]」と述べている。

臓器移植法に基づく初の脳死・臓器移植

臓器移植法が施行され、また社団法人「日本臓器移植ネットワーク」もこの年に発足したことに伴い、日本でも臓器移植が進むとみられたが、実際にこの臓器移植法に基づく脳死・臓器移植が行われたのは、一九九九年二月になってからである。

臓器移植法施行後初の脳死・臓器移植は、高知赤十字病院で行われた。高知新聞社会部「脳死移植」取材班の報告[19]と『臓器移植と脳死 日本法の特色と背景[20]』から要約する。

一九九九年二月二八日、高知赤十字病院で、高知県内の四〇歳代の女性から、心臓・肝臓・腎臓の摘出が行われた。しかし、高知赤十字病院では、患者が脳死となる前から情報が流れ、病院へ押し寄せたマスコミへの批判が高まる中、厚生省、病院、日本移植ネットワークは途中から情報を閉ざし、混乱の中で一気に臓器摘出へなだれ込んだ。三月一日に臓器の搬送が始まり、心臓は大阪大学医学部附属病院、肝臓は信州大学医学部附属病院、腎臓は国立長崎中央病院と東北大学医学部附属病院、角膜は高知医科大学附属病院でそれぞれ移植手術が行われた。ただ、ドナー(臓器提供者)の脳死判定における過程で、無呼吸テストの実施時期が適切でなかったり、混乱があった。また、日本臓器移植ネットワークによる心臓移植患者の選定ミスもあった。高知新聞社では、この一例目の教訓として、国も病院も臓器移植ネットワークも、そしてメディアもすべてが未成熟で、その結果として患者の家族に深い悲しみと憤りを与えたことはきちんと受け止めなければならないと総括した。

このように日本で初めての法にもとづいた「命のリレー」は、混乱の中で進められ、過熱報道は怒りを呼んだ。数々の疑惑を生んだ「和田移植」以来、封印されていた日本の移植医療の再開であったが、「命のリレー」という移植医療への信頼に十分応える再開とは言えなかった。

「はじめに」で、脳死に対する説明をしていただいた脳神経外科医の本道洋昭医師や第一章で紹介した富山県の移植コーディネーター・高橋絹代さんらが携わった脳死下からの臓器提供は、このあと、二〇〇六年、富山県立中央病院での国内四四例目、北陸初の脳死による臓器提供であった。この場合は成人からの脳死提供であった。

二〇〇六年三月二四日、富山県立中央病院に入院していた脳血管障害患者の容態が悪化、この日、患者の家族から臓器提供の意思表示カードが主治医に示された。富山県の移植コーディネーター・高橋さんと「移植ネットワーク」から派遣されたコーディネーターが駆けつけ、準備を進める中、法的脳死判定も行われ、二つの腎臓のうちの一つは大阪府など県外の病院で、もう一つの腎臓は富山県立中央病院での移植となった。他の臓器についてもそれぞれ富山県外の病院で移植が行われた。記者会見で富山県立中央病院の小西孝司院長は「臓器を提供するという（ドナーの）意思を無駄にしたくないと

県内初の脳死移植

「ドナーと家族に感謝」

県立中央病院長ら会見

会見で、ドナー家族への敬意を表す長谷川仁脳外科副医長（右）。小西孝司院長（中央）も「これで新しい人生を送ることができる人がいる」と話した＝県立中央病院

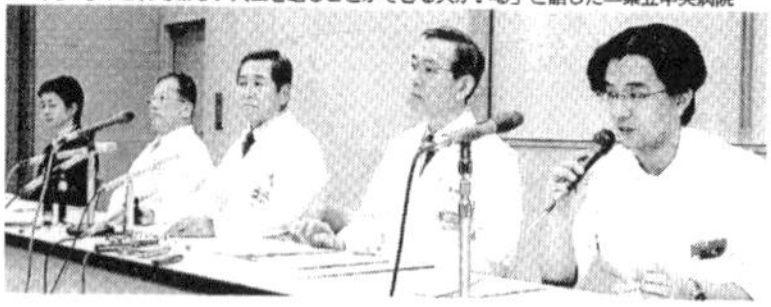

臓器搬出が終わった二十六日、県立中央病院の小西孝司院長らが院内で会見し、「移植によって多くの人が新しい人生を送ることができる。ドナー（提供者）と家族のみなさんに感謝したい」と述べた。【1面に本記】

手術前に涙ぐんでいたという家族の思いについて、小西院長は「臓器を提供するという（ドナーの）意思を無駄にしたくないという気持ちで、苦渋の決断をしたと感じる」と代弁。二十四日夕に、家族から意思表示カードを示された主治医の長谷川仁脳外科副医長は「助けることができなかっただけに複雑。ただただ、ありがとうございますという思い」と話した。

家族の意思確認や各病院との連携、摘出手術などの流れについて、小西院長は「移植コーディネーターの助言をもらい、順調に進めることができた」と強調。日本臓器移植ネットワーク中日本支部の朝居朋子チーフ移植コーディネーターは「病院側はしっかり体制を整えていた。県民が脳死移植を身近に感じ、今後も臓器提供が進むことを期待している」と語った。

会見には飯田博行、石川忠夫両副院長、後谷満文事務局長が同席した。

脳死判定から臓器移植までの流れ

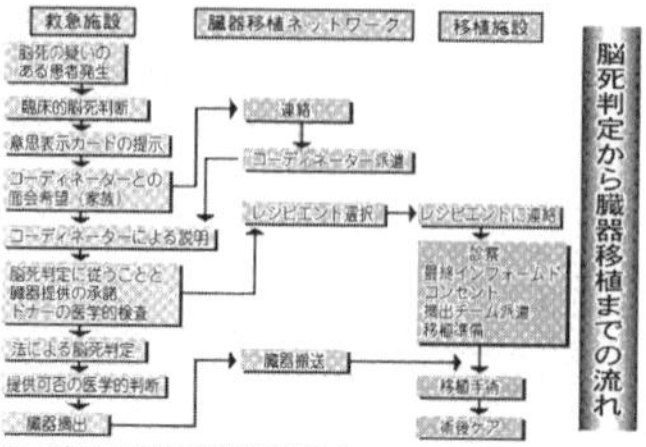

※レシピエント：臓器などの提供を受ける人

ドキュメント

24日	午前10時	脳血管障害患者の容態が悪化
	午後6時	患者の家族が臓器提の意思表示カードを提示
	10時8分	臨床的脳死と診断
25日	午前9時	脳死判定委員会を開き判定医3人を決定
	午後1時半	患者の家族が脳死判定・臓器摘出承諾書を提出
	1時56分	第1回法的脳死判定を開始
	4時24分	脳死判定基準を満たしていることを確認
	10時半	第2回法的脳死判定を開始
26日	午前0時24分	法的脳死と判定
	10時40分	大阪大医学部のすい臓・腎臓摘出チームが到着 岡山大医学部の肺摘出チームが到着
	11時22分	名古屋大医学部の肝臓摘出チームが到着
	11時24分	国立循環器病センターの心臓摘出チームが到着
	午後2時	臓器提供委員会を開き、摘出手術の手順を確認
	3時14分	摘出手術開始
	5時9分	心臓を搬出
	5時19分	肺を搬出
	5時半	すい臓、腎臓を搬出
	5時33分	肝臓を搬出
	6時45分	県立中央病院で腎臓移植手術開始

命のリレー 粛々と

"その日"に備え 研修繰り返す

臓器移植法に基づく脳死判定を出した県立中央病院で二十六日、臓器摘出手術が行われた。脳死判定から移植臓器を待つ患者の元へ"命をつなぐリレー"は粛々と進んだ。同病院が来るべき日に備え繰り返してきた研修・研究が実った。

「ドナーのご意思、全うします」。小西孝司院長は、ドナーが手術室に入る直前、家族に深々と頭を下げた。同病院スタッフに県外からの臓器摘出チームが加わり、定められた手順通りに手術は進んだ。

脳死状態に陥った患者の家族から、主治医の長谷川仁脳外科副医長に、意思表示カードが提示されたのは二十四日午後六時。同病院が平成十一年六月に脳死対応マニュアルを整えて以来、初めてのことだ。日本臓器移植ネットワークの移植コーディネーターが駆け付け、準備を進めた。

二十六日午前零時二十四分、患者の法的脳死が確定。臓器の移植を受ける患者も決まり、心臓と肺、肝臓、膵臓（すいぞう）、腎臓は大阪府など県外の病院で、もう一つの腎臓は県立中央病院での移植が決まった。同午前十時四十分から十一時二十五分ごろにかけ、県外四つの臓器摘出チームが慌ただしく駆け込んだ。

県立中央病院は、十一年十一月に脳死判定シミュレーションを行って以来、他の病院で行われた臓器提供のビデオを研究するなど、医師や看護師らの意識を高めてきた。看護師九人が務める院内コーディネーターも今回、ドナーの家族のケアなどに積極的にかかわった。

同日午後五時すぎには、摘出手術を終えた県外病院の医師らが、出入り口に次々と姿を現した。国立循環器病センター（大阪府）の医師は、心臓の入ったクーラーボックスを両腕で抱え込んだまま救急車に乗り込み、チャーター機の待つ富山空港へ。その後、三つの摘出チームが十分から十五分ほどの間隔でタクシーに乗り込み、臓器の到着を待つそれぞれの病院へ急いだ。

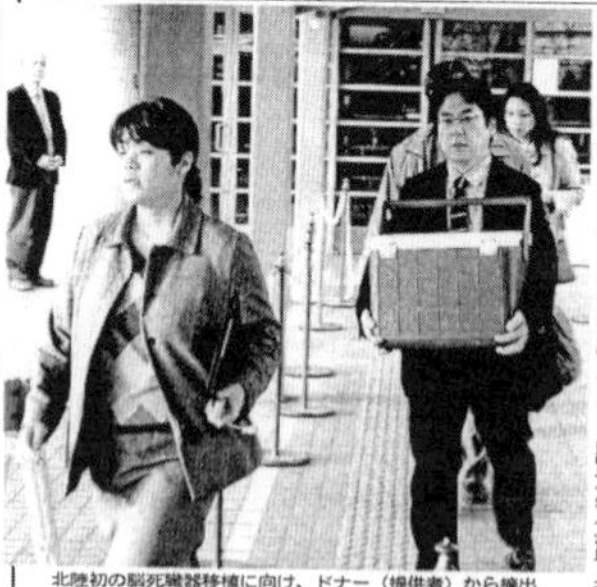

北陸初の脳死臓器移植に向け、ドナー（提供者）から摘出された臓器を運び出す移植先の医療チーム＝県立中央病院

臓器提供への理解深まり期待

県腎友会・水本会長

県腎友会（会員・千三百五十人）の水本承夫会長は県内初の脳死判定と臓器移植について「患者と家族の尊い意思に感謝したい」と話した。

同会では十年余りにわたり、臓器提供意思表示カードの普及に努めてきた。「臓器提供への県民の理解がさらに深まり、多くの患者の救済につながれば」と期待を寄せた。

2006年3月27日付け『北日本新聞』朝刊

いう気持ちで苦渋の決断をしたと感じる」[21]と述べた。
大きな教訓と反省を残した高知赤十字病院の一例目から、少しずつではあるが、脳死下の臓器提供が歩み始めた。下記のグラフは、一九九七年の臓器移植法施行から二〇〇九年までの臓器移植の提供者数を表したものだが、脳死下の臓器提供は八三人にとどまっており[22]、年間平均では一〇人にも満たなかった。

臓器提供が進まない背景には何があるのか、この間、さまざまな調査が行われた。二〇〇五年に臓器提供に関連する全国の医療スタッフ約五〇〇〇人を対象に「脳死は妥当な死の判定法か」と質問したところ、半数近くが「わからない」と答え、「脳死が妥当な死の判定法」と答えたのは、三九％にとどまった。これは厚生労働省の研究班の調査結果である。ヨーロッパにおける同様の調査では八割が「妥当」と答えていることから、日本の医療現場では、脳死の受け入れや理解が低いという結果が出た[23]。この結果は関係者にかなりの衝撃を与えたようだった。

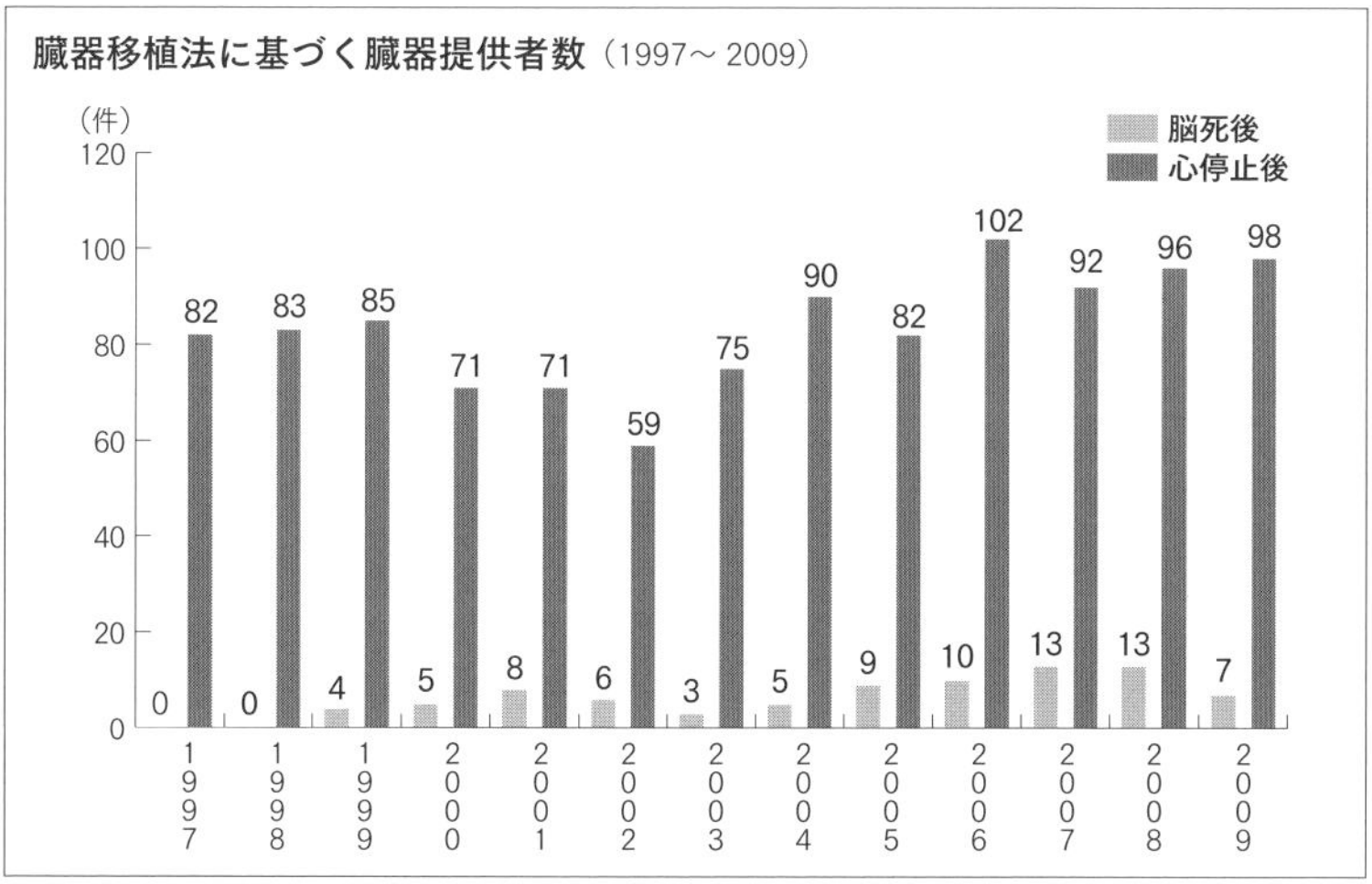

出典：日本臓器移植ネットワーク『日本の移植事情』2018

これに対し『読売新聞』が全国の有権者三〇〇〇人（有効回収数一八五七人）を対象に同じ年に行った「臓器移植」に関する世論調査では、「脳死を人の死と判定してよい」という人は、一九八二年調査以来最高の五九％に達した。また、一五歳以上としている脳死者からの臓器提供の年齢条件の引き下げについては、賛成が六六％となった。ただ、この調査で、「日本で脳死者からの臓器移植が少ない理由」について聞いたところ、「脳死を人の死とすることが受け入れられていないから」とした人が四六％あり、脳死を人の死とする見方にはまだまだ不透明な部分が多いこともわかった。[24]

こうした調査が実施されるようになった背景には、一九九七年の臓器移植法施行から実質的に移植を希望する患者を救えていない現実があった。一九九七年から七年余りで実施された脳死移植は三六例のみであった。この間、アメリカをはじめ海外では、日本とは比較にならないドナー数が報告された。例えば、アメリカでは、年間七〇〇〇人から八〇〇〇人というドナー数である。日本は年間一〇人にも満たないのだから極端に少ない。

この理由として指摘されたのは、まず、臓器を提供することについて本人が生前にその意思を書面に残していることが必須とされていたこと、さらに家族がその意思を否定しないこと、これに加え、一五歳未満の子どもは意思に関係なく、臓器提供が認められないことなどが大きなハードルになったと指摘された。

改正への動き

このように臓器移植法下の日本の脳死・臓器移植は世界的にみても極めて数が少なく、移植を待ちわびる患者の要望に応えることができないことなどから、臓器移植法施行から数年を経て、改正への動きが顕著になってきた。わけても、これまでの臓器移植法では、意思表示ができる年齢に満たない一五歳未満の小児からの臓器提供は可能性がなく、事実上、移植の道を閉ざしていたことがクローズアップされるとともに、あらためて「脳死を一律に人の死とするか」という死の再定義が問題になった。

改正案は行政府の提案ではなく、議員立法であった法律過程に配慮し、議員有志からの改正案作成に委ねられた。二〇〇五年から改正案提出の動きがあったが、衆議院の郵政解散などがあり、二〇〇六年から二〇〇九年まで、具体的な提案が六案提出された。国会での詳しい審議過程は省くが、自民党の中山太郎議員、河野太郎議員らが提案した、いわゆるA案が衆議院、参議院を通過し、最終的に改正臓器移植法となった。

A案の最大のポイントは、本人の書面による同意に基づく移植用臓器の摘出の場合に限って、脳死を「人の死」し、それ以外は心臓死を「人の死」としていた旧臓器移植法の第六条二項を改正したことである。改正臓器移植法では、移植用臓器の摘出という目的を削除し、「『脳死した者の身体とは』、脳幹を含む全脳の機能が不可逆的に停止するに至ったと判定されたものの身体をいう」となり、脳死を「人の死」と規定した。

改正臓器移植法の主な改正点は以下の通りである。

一、臓器提供について、従来は本人の書面による提供意思と家族の同意が必要であったが、本人の拒否がないかぎり、家族の同意で提供可能。
二、臓器提供年齢について、一五歳以上という従来の年齢制限は撤廃され、一五歳未満でも可能。
三、虐待を受けた小児からの臓器が提供されることのないよう、適切に対応。
四、従来は認められていなかった、配偶者と親子間に限っての優先提供を認める。

前述したように、改正法では、移植のための臓器提供の有無にかかわらず、脳死を「人の死」としたので、脳死の概念について疑問の声があるが、運用上は、「法的脳死」を「人の死」としているので、実際は臓器を提供しない限り、脳死は「人の死」とならない。例えば、臓器提供を拒否している脳死患者について、医師の判断で延命治療が中止されるのではないかと懸念する意見があるが、こうした患者には法的脳死判定が行われないため、「法的脳死」とはならないのである。

二〇〇九年七月一三日に成立した改正臓器移植法は、二〇一〇年七月一七日に施行された（二〇一〇年一月一七日からは、臓器を提供する意思表示に併せて、親族に対し臓器を優先的に提供する意思を書面に表示できるようになった）。

以上、駆け足で、日本における臓器移植の歴史を概観してみた。改正臓器移植法が施行された二〇一〇年以降今日までのグラフを次ページ上段に示す。
旧臓器移植法下と比較すると大きく増えたように見えるが、現実はまだまだ臓器提供者が少ないのが現状である。実はこの現実の裏返しとして、今も臓器移植の機会を求めて海外へわたる子どもたちが多い。

ここまで、主に脳死・臓器移植を中心に臓器移植の歴史を概観してきたが、日本の臓器移植件数を表にして次ページ中段に示す。一九九五年、日本腎臓移植ネットワーク発足後のデータから二〇一八年一二月三一日までの総移植件数は五五〇一件で、最も多いのは心停止後からの移植が可能であった腎臓移植で三七四二件である。次に肝臓、肺、心臓などの順となっている。

一方、「移植ネットワーク」に登録されている移植希望登録者数は、二〇一九年二月二八日現在で、腎臓が一万二一〇〇人、心臓七二八人、肺三四九人、肝臓三三五人、膵臓二〇七人など（次ページ下段の図「移植希望登録者数」参照）となっており、移植希望登録者数は、この時点で総数一万三七二〇人である。[25]このように日本の臓器移植の歴史においても、現在の移植希望登録者数においても腎移植は最も多い。

腎移植には、移植腎の提供者（ドナー）により、生体腎移植と、いわゆる献腎移植がある。献腎移植という言葉はあまりなじみがないかもしれないが、献腎移植には、従来からの心停止下移植と脳死下腎移植がある。腎移植が心臓移植や肝臓移植と大きく異なるのは、脳死下でも心停止下でもどちらでも移植が可能なことで、以前は心停止下腎移植がほとんどであった。二〇一〇年の改正臓器移植法施行後は脳死下の腎移植が増えてきている。[26]

富山県移植推進財団理事長の飯田博行医師は、腎臓の専門医であるが、飯田医師によれば、「わが国

改正臓器移植法に基づく臓器提供者数（2010～ 2018）

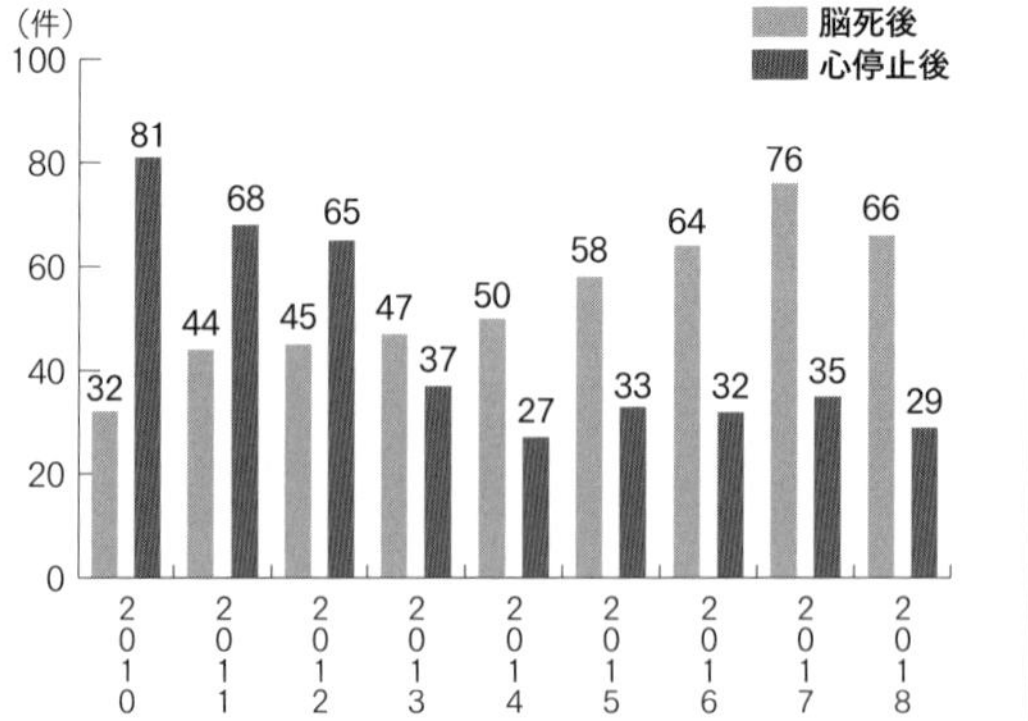

出典：日本臓器移植ネットワーク資料

臓器移植件数（1995年４月～ 2018年12月）

	1995*	1996	1997	1998	1999	2000	2001	2002	2003	2004	2005	2006	2007	2008	2009	2010	2011	2012	2013	2014	2015	2016	2017	2018	合計
心臓	—	—	0	0	3	3	6	5	0	5	7	10	10	11	6	23	31	28	37	37	44	51	56	55	428
心肺同時	—	—	—	—	—	—	—	—	0	0	0	0	0	0	1	0	0	0	1	0	0	1	0	0	3
肺	—	—	—	0	0	3	6	4	2	4	5	6	9	14	9	25	37	33	40	41	45	49	56	58	446
肝臓	—	—	0	0	2	6	6	7	2	3	4	5	10	13	7	30	41	40	38	43	55	54	62	57	485
肝腎同時	—	—	—	—	—	—	—	—	—	—	—	0	0	0	0	0	0	1	1	2	2	3	7	3	19
膵臓	—	—	—	—	0	0	0	1	1	0	1	1	4	4	0	2	6	9	9	5	4	5	8	3	63
膵腎同時	—	—	—	—	0	1	6	2	1	5	5	8	8	6	7	23	29	18	24	24	32	33	35	31	298
腎臓	118	183	159	149	158	145	145	122	135	168	155	189	179	204	182	186	182	174	130	101	133	141	156	148	3,742
小腸	—	—	—	—	—	0	1	0	0	0	0	0	2	1	1	4	3	0	1	0	0	1	0	3	17
合計	118	183	159	149	163	158	170	141	141	185	177	219	222	253	213	293	329	303	281	253	315	338	380	358	5,501

＊1995年は、日本腎臓移植ネットワーク発足後の４～ 12月

出典：日本臓器移植ネットワーク資料

移植希望登録者数（2019年２月28日現在）

<table>
<tr><th>臓器名</th><th>登録者数</th><th>備考</th></tr>
<tr><td>心臓</td><td>728</td><td rowspan="2">うち、心肺同時　3</td></tr>
<tr><td>肺</td><td>349</td></tr>
<tr><td>肝臓</td><td>335</td><td>うち、肝腎同時　20</td></tr>
<tr><td>腎臓</td><td>12,100</td><td rowspan="2">うち、膵腎同時　166</td></tr>
<tr><td>膵臓</td><td>207</td></tr>
<tr><td>小腸</td><td>1</td><td>うち、肝小腸同時　0</td></tr>
<tr><td>計</td><td colspan="2">13,720</td></tr>
</table>

出典：日本臓器移植ネットワーク資料

の慢性透析患者は依然増加傾向にあり、二〇一七年末では約三三万四〇〇〇人余りだった。腎移植は末期腎不全の根治治療であり、透析療法からの解放、生命予後の改善になるほか、医療経済面においても優れており、患者一人当たりの年間医療費は、腎移植二年目以降、約一五〇万円で透析療法の約三〇％に減額される」という。

ただ、腎移植でも圧倒的に多いのは生体腎移植で、例えば、二〇一七年の腎移植実施症例一七四二件の八八・六％が生体腎移植である。日本の移植が生体に大きく依存しているのは、腎移植に限らず、肝移植も特徴的である。アメリカでは二〇一七年の肝移植八〇八二件の五％が生体肝移植であるのに対し、日本はこの年、四一六件の肝移植のうちの八三％が生体肝移植である(27)。

生体移植に大きな比重を置くようになった日本の移植医療、脳死判定を回避しながら歩んできた日本の移植医療のもう一つの姿がここに見えるように思う。

第二章の終わりに日本の移植医療の歴史において主なものを列記しておく。参考文献は『日本の移植事情(28)』、『心臓移植を目指して 四〇年(29)』、『肝移植四半世紀の歩み(30)』である。

一九六八年　札幌医科大学で初の心臓移植（和田移植）
一九八〇年　「角膜及び腎臓の移植に関する法律」施行
一九八三年　厚生省「脳死に関する研究班」発足
　　　　　　移植学会が「脳死についてのシンポジウム」開催

一九八四年　アメリカで日本人に心臓移植、日本人としては二人目
一九八五年　厚生省脳死判定基準「竹内基準」発表
一九八八年　日本医師会「生命倫理懇談会」報告書
一九八九年　島根医科大学で初の生体部分肝移植
一九九〇年　臨時脳死及び臓器移植調査会（脳死臨調）設置
一九九五年　社団法人「日本腎臓移植ネットワーク」発足（四月）
一九九七年　「臓器の移植に関する法律」（臓器移植法）成立（六月）
　　　　　　「臓器移植法」施行（一〇月）
　　　　　　社団法人「日本臓器移植ネットワーク」発足（一〇月）
一九九九年　臓器移植法施行後、初の脳死ドナーからの臓器移植実施
二〇〇六年　脳死臓器提供・移植保険適応
二〇〇九年　「臓器の移植に関する法律の一部を改正する法律」（改正臓器移植法）成立・公布
二〇一〇年　改正臓器移植法の一部施行（一月）親族への優先提供意思表示可能
　　　　　　改正臓器移植法全面施行（七月）
二〇一一年　初の一五歳未満の脳死下臓器提供実施（四月）
　　　　　　改正法に基づいた初の親族への臓器優先提供実施（五月）
二〇一二年　初の小児脳死判定基準を適用した六歳未満の脳死下臓器提供実施（六月）
二〇一三年　公益社団法人「日本臓器移植ネットワーク」認可（四月）

二〇一七年　「臓器移植法」施行から二〇年、脳死判定五〇〇例超す
二〇一八年　和田移植から五〇年
二〇一九年　「改正臓器移植法」成立から一〇年

引用文献

（1）一般社団法人・日本移植学会「Fact book 2018 of organ transplantation in Japan」www.asas.or.jp/jst/pro/pro8.html　取得日　二〇一九年三月六日
（2）共同通信社社会部移植取材班『凍れる心臓』共同通信社、一九九八
（3）日本臓器移植ネットワーク『日本の移植事情』二〇一八
（4）中山太郎『国民的合意をめざした医療』はる書房、二〇一一
（5）吉開俊一『移植医療　臓器提供の真実』文芸社、二〇一五
（6）中山研一編著『資料に見る　脳死・臓器移植問題』日本評論社、一九九二
（7）中山研一編著『資料に見る　脳死・臓器移植問題』日本評論社、一九九二
（8）中山研一編著『資料に見る　脳死・臓器移植問題』日本評論社、一九九二
（9）一九八八年四月一四日付け『朝日新聞』
（10）一九八八年二月二一日付け『読売新聞』
（11）一九八八年四月一四日付け『朝日新聞』
（12）立花隆『脳死』中央公論社、一九八六
（13）梅原猛「脳死・ソクラテスの徒は反対する」梅原猛編『「脳死」と臓器移植』朝日新聞社、二〇〇〇

(14)中島みち『見えない死―脳死と臓器移植』文藝春秋、一九八五
(15)中島みち「『見えない死』の立法化はできない」梅原猛編『「脳死」と臓器移植』朝日新聞社、二〇〇〇
(16)武藤香織「『生体肝ドナー調査』からみる課題」城下裕二編『生体移植と法』日本評論社、二〇〇九
(17)中山研一『臓器移植と脳死　日本法の特色と背景』成文堂、二〇〇一
(18)一九九七年六月一八日付け『読売新聞』(夕刊)
(19)高知新聞社会部「脳死移植」取材班『脳死移植　いまこそ考えるべきこと』河出書房新社、二〇〇〇
(20)中山研一『臓器移植と脳死　日本法の特色と背景』成文堂、二〇〇一
(21)二〇〇六年三月二七日付け『北日本新聞』
(22)日本臓器移植ネットワーク『日本の移植事情』二〇一八
(23)二〇〇五年一月一〇日付け『朝日新聞』
(24)二〇〇五年七月二日付け『読売新聞』
(25)日本臓器移植ネットワーク資料
http://www.jotnw.or.jp/file_lib/pc/datafile_brainCount_pdf/analyzePDF2018.pdf
取得日　二〇一九年四月二〇日
(26)日本移植学会「Fact book 2018 of organ transplantation in Japan」
www.asas.or.jp/jst/pro/pro8.html　取得日　二〇一九年三月六日
(27)日本移植学会「Fact book 2018 of organ transplantation in Japan」
www.asas.or.jp/jst/pro/pro8.html　取得日　二〇一九年三月六日
(28)日本臓器移植ネットワーク『日本の移植事情』二〇一八
(29)川島康生『心臓移植を目指して　四〇年の軌跡』中央公論事業出版、二〇〇九
(30)門田守人・寺岡慧編『肝移植四半世紀の歩み』日本医学館、二〇〇九

参考文献

一、日本臓器移植ネットワーク『日本の移植事情』二〇一八
二、武下浩・又吉康俊『解説「脳死」』悠飛社、二〇〇一
三、中山研一『臓器移植と脳死　日本法の特色と背景』成文堂、二〇〇一
四、櫛島次郎・出河雅彦『移植医療』岩波書店、二〇一四
五、野本亀久雄『臓器移植』ダイヤモンド社、一九九九
六、小松美彦ほか『いのちの選択　今、考えたい脳死・臓器移植』岩波書店、二〇一〇
七、松尾さとみ「改正臓器移植法の成立とその問題点」
dspace.lib.niigata-u.ac.jp/dspace/bitstream/10191/22343/1/52_69-85.pdf
取得日　二〇一九年三月一〇日
八、城下裕二編『生体移植と法』日本評論社、二〇〇九
九、一九八八年一一月一四日付け『北日本新聞』

第三章

海外へわたる子どもたち

助かる道は移植しかない

六歳未満の小児からの臓器提供として、二〇一二年六月の富山大学での一例目がまだまだ記憶に新しい二〇一三年春、富山県射水市に海外での心臓移植を願う女の子がいることが判明した。この女児は、広島県呉市出身の長尾正久さんの次女・長尾澄花《すみか》ちゃん。母・実香《みか》さんの故郷、射水市で生まれたが、生後一三日で心不全を発症、生後三ヵ月の時に富山大学附属病院で全身に血液を送れなくなる拡張型心筋症と診断された。拡張型心筋症は、一歳未満での発症が多く、一〇万人に一人といわれる難病で、五年生存率は一〇％という厳しい心臓病であった。

一般的に、拡張型心筋症は、心筋機能をうまく保つ薬物治療があまりないため、将来的には心臓移植に頼るしかないと言われていた。

富山大学附属病院で、小児循環器の専門医師から、「澄花ちゃんが助かる道は移植しかない」と言われた時、母親の実香さんは、「まさか、自分の子がそんな大変な難病とは」と、信じられない思いで半信半疑だった。というのも、澄花ちゃんの母・長尾実香さんは、かつて国立成育医療研究センターの看護師として九年間勤務、様々な難病に悩む子どもたちの看護にあたり、その家族の必死の姿に接してきた経験から、澄花ちゃんの病状の深刻さが理解できたのである。

東京・世田谷にある国立成育医療研究センターは、胎児から始まって、新生児、小児、思春期を経て次世代を育成する成人世代に至るまで、難病に苦しむ患者と家族への高度先駆的医療の提供を行う医療施設である。実香さんは、ここで、看護師として小児循環器の治療部門にも携わっていたことから、小児用の補助人工心臓がないこともあり、先の見えない子どもたちの医療現場を経験していた。「子どもたちがどのような道を辿るのか、医療現場で見てきただけにつらかった。その道を自分の子どもも辿るかもしれない。恐怖が襲ってきた。国立成育医療研究センターで看護にあたった子どもたちの顔や姿を思い出しながら、その状態を自分が乗り越えられるかどうかを思った」と、実香さんは筆者に率直に語ってくれた。「大変なのはわかっていたが、どれだけ大変なのかは、当事者にしかわからない。医療者の目と当事者である家族の視点は全然違う。どうしようと思い、時が止まったように、思考もその時、停止した。どうしていけばいいのか、当時はいろんなことを思いながら、生かしてやりたい。絶対、助けると心の中で叫んでいた」。

　富山大学附属病院で「澄花ちゃんが助かる道は移植しかない」と言われた時の実香さんの気持ちを記述させてもらった。

「薬のコントロールとかをすれば、移植せずに助かる道があるかもしれない」と自らに言い聞かせながらも、どこかで「移植になるかもしれない」と不安になり、正久さんといつしか、移植に伴うお金や海外での移植になった場合の募金の話に及んだこともあった。

　二〇一三年五月から富山大学附属病院に入院、四ヵ月を過ぎて、澄花ちゃんの病状は一刻を争うようになり、二〇一三年八月、富山大学附属病院から大阪大学医学部附属病院（以降、大阪大学附属病院と表記）に転院した。大阪大学附属病院で澄花ちゃんを診察したのが、当時、第一線の心臓外科医として活躍していた平将生《たいらまさき》医師だった。

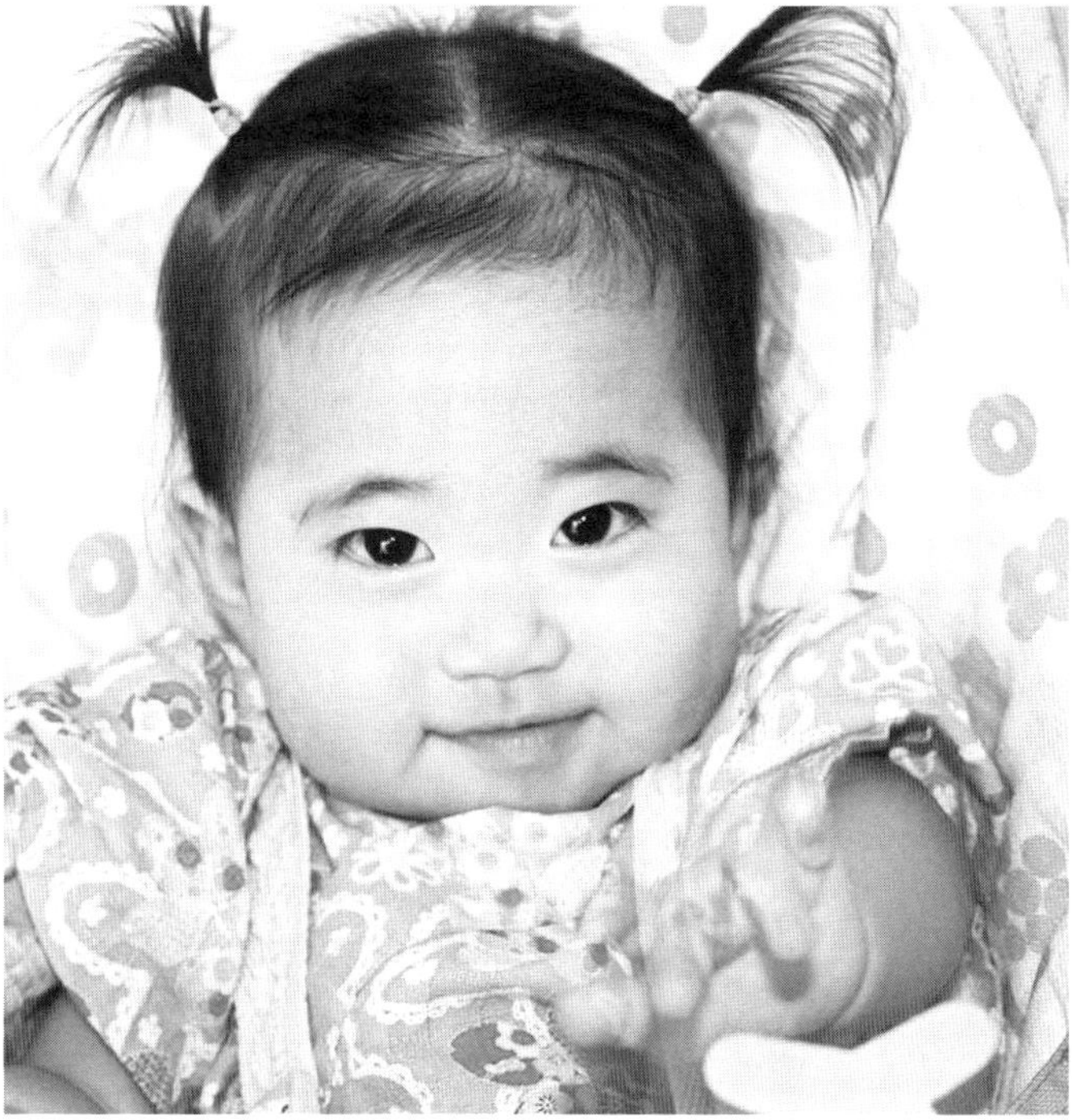

生後10ヵ月の頃の澄花ちゃん　　長尾実香さん提供

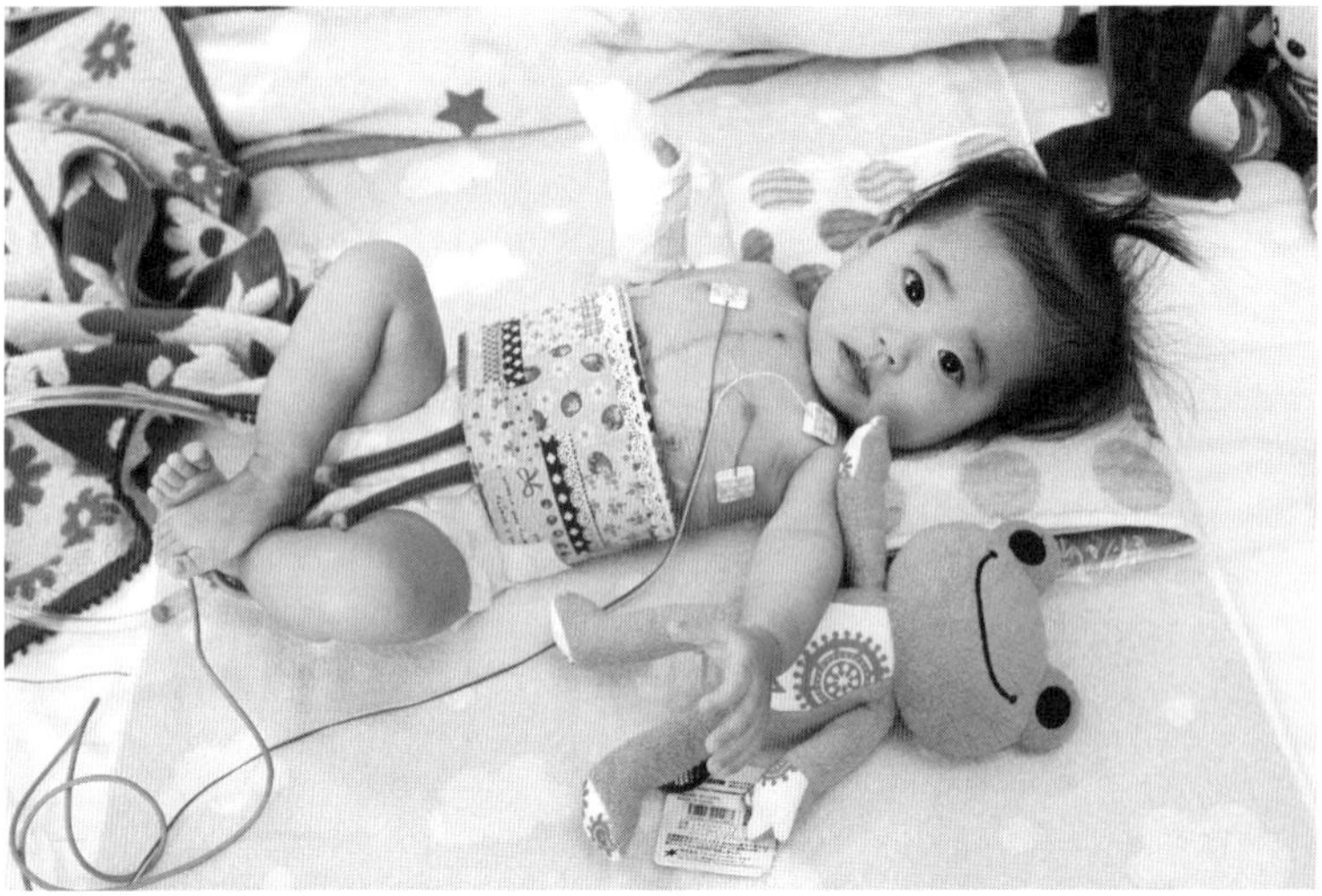

大阪大学医学部附属病院入院中の澄花ちゃん　長尾実香さん提供

二〇一九年三月一六日、筆者は、澄花ちゃんの主治医だった平医師にお会いした。

平医師は自らの望みで二〇一八年九月、大阪大学附属病院から厚生労働省に出向し、現在（二〇一九年四月）、厚生労働省大臣官房厚生科学課・課長補佐として厚生行政にエネルギッシュに取り組んでいる。

二〇一三年当時の澄花ちゃんは、厳しい病状が続き、まさに生死を彷徨《さまよ》う中で、大阪大学附属病院では、当時まだ、治験（臨床試験）の段階にあった小児用補助人工心臓・エクスコア（EXCOR）を付けて重症に耐えながら治療の方策をめぐる日々が続いていた。

小児用補助人工心臓・エクスコア（EXCOR）は、重症の心臓病の子どもが心臓移植を受けるまでのいわば「つなぎ」として使われるもので、欧米では一九九〇年代から一〇〇〇例以上の実績があるため、海外では使用可能な医療機器であったが、日本ではまだ使用できない「デバイス・ラグ」の象徴的存在とされていた。「デバイス・ラグ」とは、海外の最先端の医療機器が日本の医療現場で使われるまでの時間差のことで、ドイツの医療機器メーカー、ベルリンハート社が開発した機器は、通称「ベルリンハート」と呼ばれていた。

澄花ちゃんが大阪大学附属病院に入院した時は、このベルリンハートが日本でまだ三台しかなく、すでに二台は使用済みで、残りの一台が大阪大学附属病院に入院中の澄花ちゃんに使用された。ただ、日本ではまだ、厚生労働省の正式承認がなかったために、あくまで当面の治験用として澄花ちゃんの命をつないでいた。

平医師は「澄花ちゃんは確かに大変厳しい状況にありましたが、大阪大学附属病院の治療方針はあくまで国内での移植ということでした。なかなかドナーが現れないことはわかっていましたが、それまで何とか補助人工心臓でつなぎながら国内での移植の機会を待つということでした。もちろんご家族から海外で是非ともという選択肢が出された場合は、私たちとしては、精いっぱい医学的サポートはすることにしていました」と、この当時を振り返った。

二〇一四年二月、澄花ちゃんが助かる道は移植しかないという段階に入った。周囲も慌ただしくなった。母・実香さんは、二〇一二年六月に富山大学附属病院で、六歳未満の男児が脳死と判定され、臓器移植まで進んだが、それ以降、全く子どもからの臓器提供がないことから、移植といっても国内からの臓器提供はまず難しいだろうと覚悟していたという。改正臓器移植法により、国内で小児からの臓器提供が可能になったとはいえ、移植でしか助からない子どもが少なくない中、臓器の提供は極めて厳しいのが現状で、どうしても海外での移植に頼らざるを得ない。澄花ちゃんのように重症の患者にとって海外への渡航自体、危険を伴うが、両親は苦渋の選択というべき海外での移植を決断した。

海外での移植を決断

あくまで日本国内でとの方針であった大阪大学附属病院では、両親からの要望により、澄花ちゃんのために平医師らが海外での移植先を検討しはじめていた。海外での移植は、計り知れない労苦を患者やその家族に課すことになるが、国内でのドナーが現れるのを待つことは、絶望的にならざるを得ない状況の中で、何よりも海外との仲介役になる医師の負担は相当なものがあり、病院や医師自らのコネクションを通じて必死に海外の移植先を求めることになる。

「イスタンブール宣言」以後、海外では、自国の患者のために外国人患者の受け入れは次第に制限されており、患者が入院している国内の病院を中心に海外渡航の支援団体などが協力して道を開くのが通例である。

澄花ちゃんの時も北米を中心に検討が進められた。筆者が三〇年前に、「外国人への臓器提供は、その年に提供された全臓器の一〇%まで」と言われたカナダでは、自国の患者への対応が年々難しくなっており、実香さんが報告を受けた時は、カナダでの心臓移植は半年待っても提供者が現れないという深刻な状態で、とても海外からのレシピエントを受け入れる状況になかったという。

幸い、大阪大学附属病院の医師らが、ニューヨークやシアトル、テキサスなど全米各地の病院にあたり、その中で、最も早く歓迎の意思を示してくれたのが、ペンシルベニア州ピッツバーグ市のピッツバーグ小児病院だった。

問題は、海外渡航の大きな壁になる渡航費用、手術費用の問題で、ビザ取得や移植手術の担保として事前にデポジット（預託金）をまず用意しなければならない。渡航費用全体の最近の高騰はニュースにもなるが、三〇年前、筆者がカナダで取材を始めていた頃、日本からの移植渡航はおよそ一〇〇〇万から二〇〇〇万円と言われた。それでも当時としては大変な高額であった。それが今では、二億円を超え、最近では三億五〇〇〇万円と言われる。もちろん保険は効かないのはわかるが、この額は到底、一般市民が負担できる金額ではない。

ピッツバーグ小児病院で日本人を受け入れるのは初のケースということだったが、大阪大学附属病院の医師らの努力もあり、渡航費や手術費などの目標は、一億二〇〇〇万円程度とされた。現在の日本で、億を超えるこうした費用を賄うには募金しかない。

この募金に立ち上がったのが、澄花ちゃんの父母の友人たちだった。

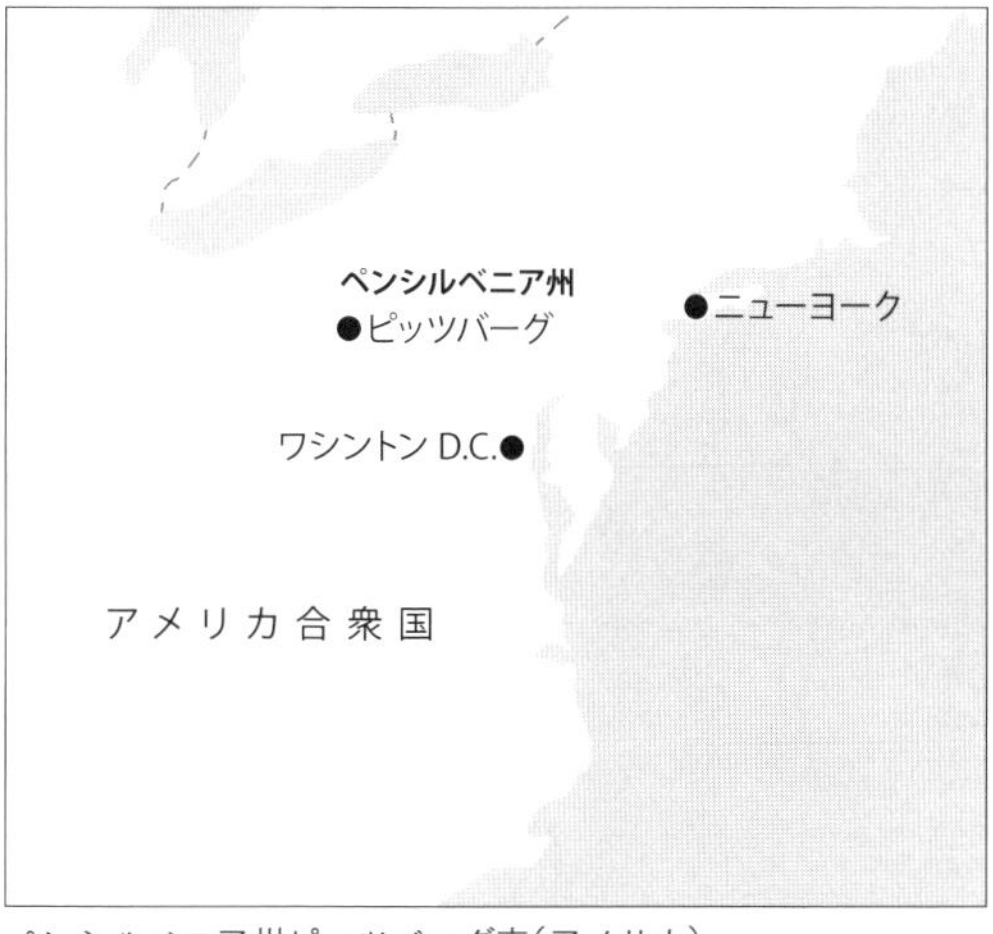

ペンシルベニア州ピッツバーグ市（アメリカ）

二〇一四年二月、「すみかちゃんを守る会」が結成され、父・正久さんの勤務地である広島と母・実香さんの出身地である富山で手術費用捻出のための募金活動を行うことになった。

富山県内では、実香さんの中・高校の同級生であった射水市の瀧田幸吉さんらが中心となって、二月下旬から募金が開始された。広島・富山での募金に加え、三月に入ってから、二〇一〇年、澄花ちゃんと同じ拡張型心筋症のため、アメリカで心臓移植を受けた富山市の池田悠里さん（当時一一歳）の支援団体「ゆうりちゃんを救う会」から四〇〇〇万円が贈られた。次々と募金が集まる中、澄花ちゃんが入院している大阪大学附属病院と、受け入れ先に決まったアメリカ・ピッツバーグ市の小児病院で受け入れのための渡航計画が進み、三月中の渡米を目指すことになった。平医師は「最初はとまどいもあった」と話したが、ピッツバーグ小児病院と大阪大学附属病院との間で、テレビ会議なども行われ相互に澄花ちゃんの情報を共有していった。

母・実香さんは、レシピエントとしてアメリカに渡るまでに、一つの覚悟をせざるを得なかったという。つまり、万一、移植を願う澄花ちゃんに何かがあった場合、それはすなわち、レシピエントからドナーになるという覚悟である。実香さんはその時は進んでドナーになることを受け入れるという決意を固めていた。

二月下旬の募金開始からわずか三週間、目標であったアメリカでの移植費用、一億二〇〇〇万円が集まった。三週間余りでの目標達成である。父の正久さんは三月二〇日、富山県庁で記者会見し、涙を浮かべながら、募金に協力いただいたことに感謝の言葉を述べた。

この時、アメリカへの渡航について多くのアドバイスを与えてくれたのが、長男の心臓移植をアメリカで行った横山慎也さんだった。横山さんの長男は澄花ちゃんと同じ拡張型心筋症を四歳で発病、二〇一〇年にアメリカ・コロンビア大学病院で心臓移植手術を受けた。手術は成功し、二〇一一年三月、帰国の準備をしていた時に、横山さんが住んでいた宮城県も東日本大震災で被災、帰国が延期になり、さらに三ヵ月、アメリカでの滞在を余儀なくされたという経験がある。横山さんの長男は、今、元気な中学生に育っている。

海外渡航に伴う多くの不安を抱えていた長尾実香さんは、ＳＮＳ（ソーシャル・ネットワーキング・サービス）を通じて横山さんにアメリカでの情報を求めた。

横山さんが長尾実香さんから渡航の計画を聞いた時に、何より驚いたのは、澄花ちゃん渡航のための航空機の手配が進んでいないことだった。募金も順調に集まり、渡航を目の前にして、航空機が準備されていないことに驚いた横山さんは過去の経験を活かし、直ちに澄花ちゃんをアメリカに運ぶための医療用メディカルジェットを手配する企業を紹介した。補助人工心臓をつけた患者が、かつては一般の航空機で渡航したこともあったが、今はなかなか許可されない。このため、専用のメディカルジェットが必要なのだ。同時に横山さんは、澄花ちゃんの母・長尾実香さんに対して少なくとも半年は滞在し

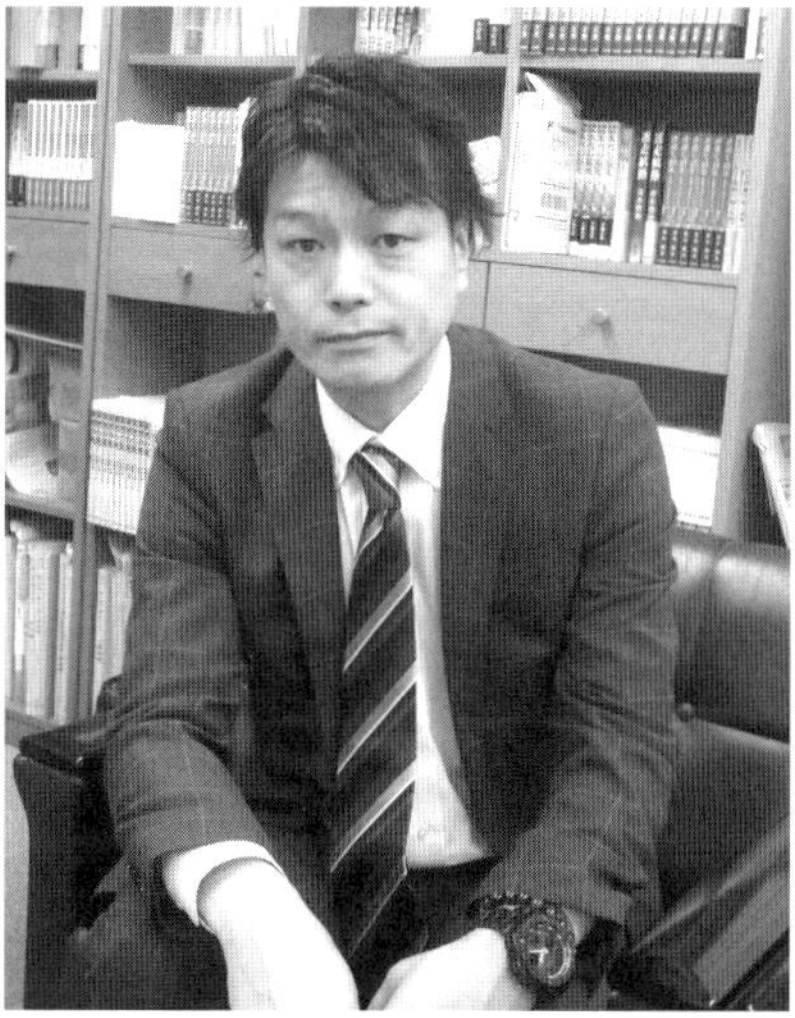

横山慎也さん　筆者撮影

なければならないアメリカでの住居の確保やさまざまなライフラインに関する連絡手段について詳しくアドバイスを行った。

二〇一四年三月下旬、ピッツバーグ小児病院から澄花ちゃんを迎えるための医療用チャーター機が関西国際空港へやってきた。医師、看護師が同乗し、長時間のフライトにも患者が耐えることができるように医療器械が装備されたメディカルジェットだった。

大阪大学附属病院で、澄花ちゃんの母・実香さんは、ピッツバーグ小児病院の医師や看護師と面会、澄花ちゃんの病状も検診してもらった。ピッツバーグ小児病院からやってきた医師団の中に日本人医師も一人含まれていたので、実香さんは、ほっとしたという。

三月二八日、澄花ちゃんは、アメリカで心臓移植を受けるため、母・実香さんとともに関西空港から飛び立った。ピッツバーグまで一五時間のフ

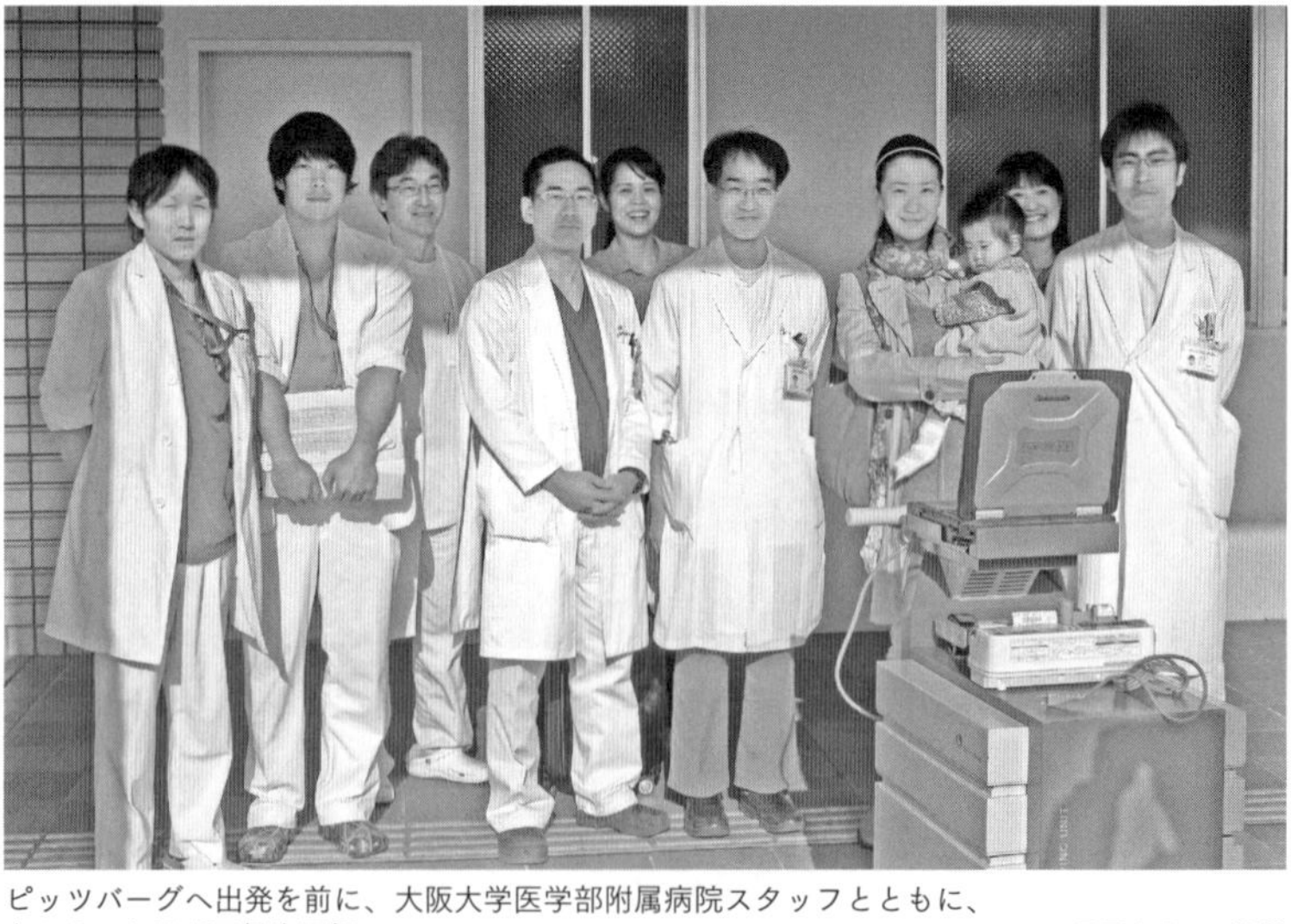

ピッツバーグへ出発を前に、大阪大学医学部附属病院スタッフとともに、
左から4人目が平将生医師

長尾実香さん提供

ライトである。飛び立ってまもなく、補助人工心臓のポンプ内に血栓ができ、実香さんは無事にアメリカに到着できるか心配したというが、メディカルジェットのメンバーは、ピッツバーグ小児病院CICU（心臓疾患集中治療室）のトップレベルのスタッフで構成されており、その後は血栓が大きくなることもなく、不安なくフライトができたという。

アメリカ本土への途中、給油のため、メディカルジェットはアラスカ・アンカレッジ国際空港に降り立った。するとVADテクニシャン（補助人工心臓専門の臨床工学士）の一人が実香さんに「マミー、長いジェットの旅だからちょっと外に出ておいで」とにこにこしながら言ってくれた。澄花ちゃんはそのVADテクニシャンの腕に抱かれていた。

ジェットの外に出ると、アラスカの深夜は漆黒の闇に包まれていた。一瞬、ひんやりとした冷気が実香さんの頬を撫でた。空を見上げてみる。真っ暗な空から、大きな星が眼前に迫って来るようだ。やはりアラスカの星は大きい。凛としたアラスカの空気を吸いながら実香さんは、「いよいよこれから始まるんだ」と自らに言い聞かせ、深呼吸をした。ピッツバーグへの旅は、澄花ちゃんと実香さんにとって、それは、「移植医療」という、苦しくとも乗り越えなければならない、生きるための長い旅の始まりだった。

渡航スタッフに恵まれたジェットの中は、実香さんが予想していたような重々しい雰囲気は全くなく、和気あいあいの中で、ピッツバーグに向かっていた。

命のギフトを受ける権利

アメリカ・ペンシルベニア州ピッツバーグは、アメリカ東海岸に近く、ニューヨークやワシントンD・Cに近い。かつては鉄鋼の町として栄えたが、今ではピッツバーグ大学など多数の大学がキャンパスを構える学術都市で、医療技術でも高水準にあるという。

早春を迎えたピッツバーグ、朝晩はさすがにまだ寒さが残るが、日中は気温が上がり始める。

実香さんは、空港からピッツバーグ小児病院に向かう途中は、街並みを見る余裕はとてもなく、これからの病院生活のことで頭の中はいっぱいだったという。

ピッツバーグ小児病院では、スタッフたちが優しく澄花ちゃんを迎えてくれた。直ちに入院し、何ヵ月もドナーを待つ期間が必要と思っていた実

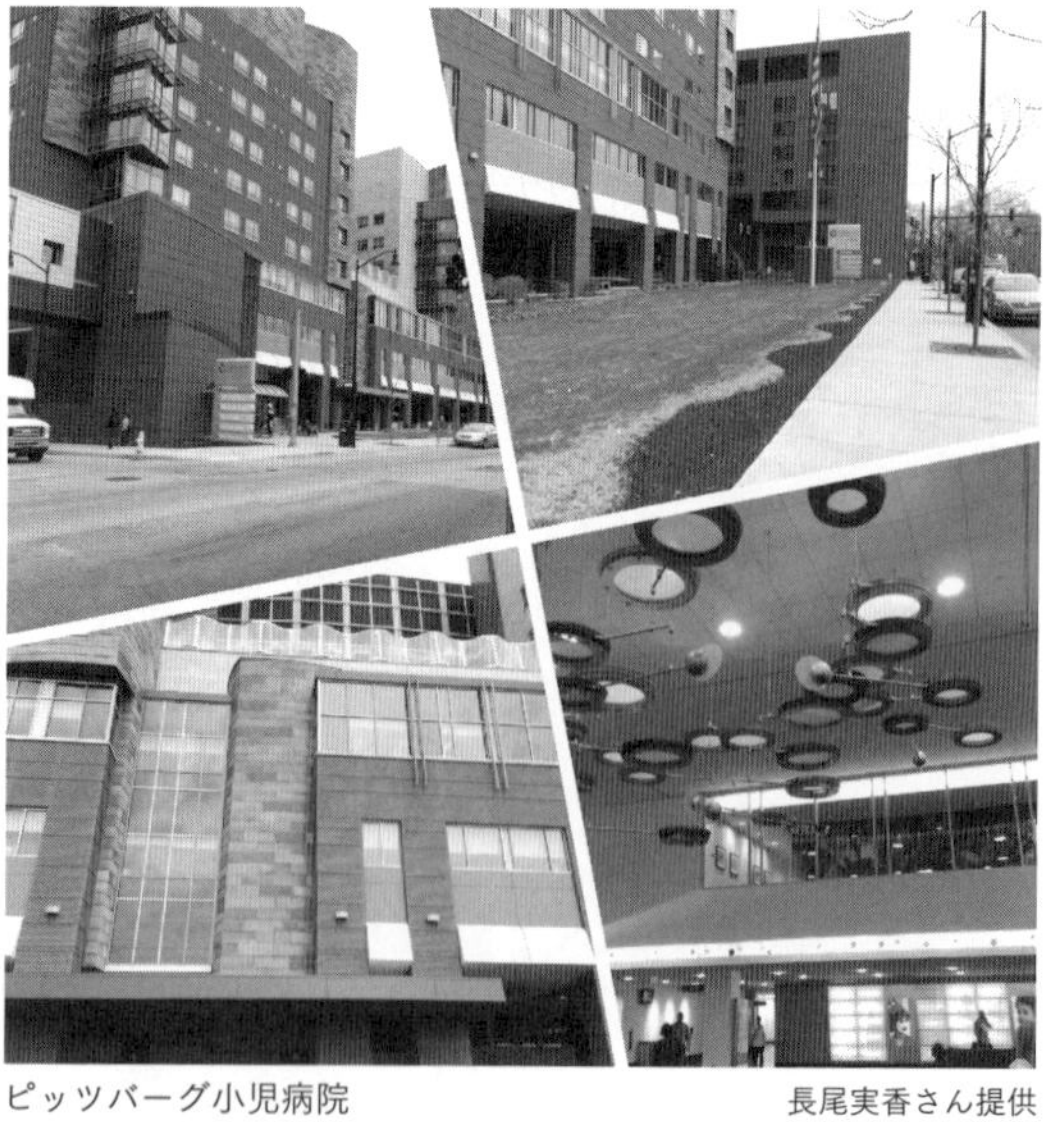

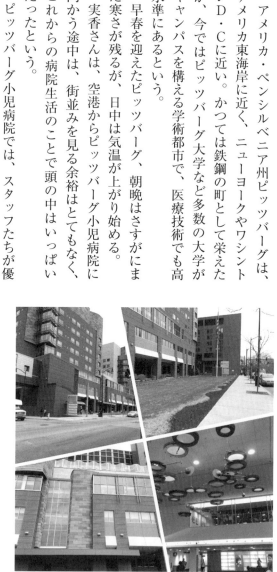

ピッツバーグ小児病院　　長尾実香さん提供

香さんに「ドナーはすぐに見つかりますよ。心配いりません」と励ましてくれた。また、日本を出発する時に、アメリカでは、五%ルール、いわゆる外国人に対する移植は、提供される全臓器の五%まで、と聞かされていたので、相当な待機期間があるものと覚悟していた。ところが、この小児病院では、五%ルールに対しても全く気にしていないようで、病院に入院しているアメリカの子どもたちの両親から「命の大事さはどこへ行っても同じ。どこの国の子どもたちも命のギフトを受ける権利を持っている。命のギフトを受け取って助かる命が目の前にあるのなら、国籍は関係ない」と励まされ涙が出たという。

実香さんが語る「ギフト」という言葉に、筆者も三〇年前のカナダでの取材を思い起こした。当時、カナダで度々聞いたのが「ギフト」という言葉だった。つまり、臓器移植というのは、「善意のギフト」という意味に理解されていた。欧米では、臓器移植に対する概念は一致してこの表現があてはまる。当初、実香さんは「日本人である自分が、アメリカの両親たちと同じように、ドナーが現れるのを待つことに、果たしてこれでいいのかと、うしろめたさを感じ、自問自答した」という。筆者がインタビューしたカナダの医師、スティラー博士の言葉を想いだす。「目の前に生きたいと願う子どもがいたら、どこの国の子どもであれ、私たちは助けなければならないのです」。

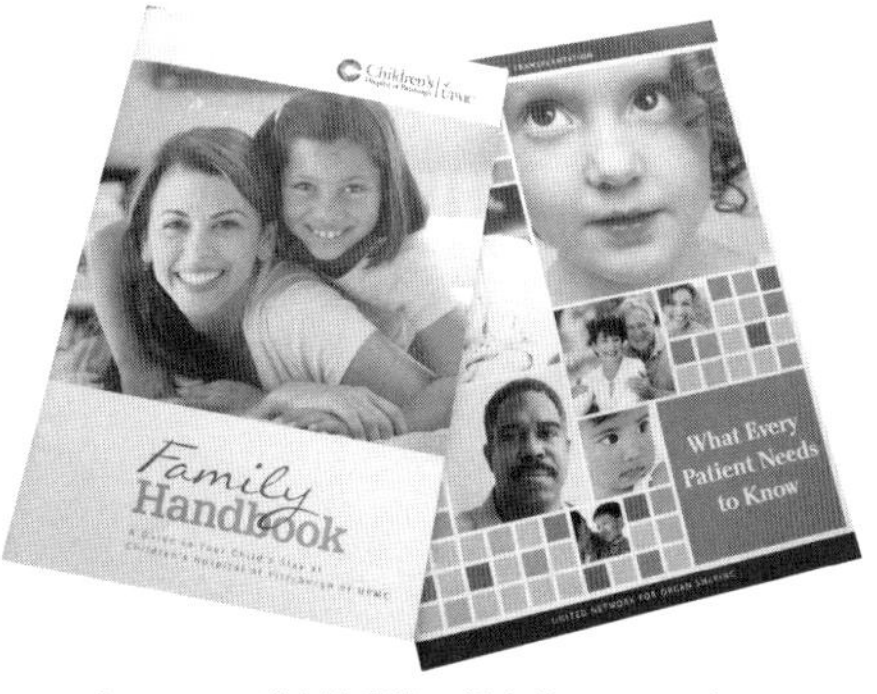

ピッツバーグ小児病院の紹介リーフレット
長尾実香さん提供

澄花ちゃんが入院するピッツバーグ小児病院も外国人の受け入れは二年ぶりで、日本人は初めてだった。入院当初は、環境の変化で澄花ちゃんも不安定になりがちだった。特に、食事の内容が日本とガラリと変わり、日本のような病院食らしいものは、病院で用意されない。自ら病院のカフェテリアに頼んで、持ってきてもらうが、固形物が多く、澄花ちゃんは全く受け付けなかった。食べないと体重は減るし、体調も悪くなる。日本での比較的安定した時期に比べると、つらい日々が続いた。食べることとの闘いだったと実香さんは言う。食べることとの闘いを救ってくれたのが、やはりアメリカで心臓移植手術を受けた富山市の池田悠里さんの祖母の裕子さんが、日本を出発する時に渡してくれたパック入りのご飯だった。実香さんはこのご飯を柔らかくしてお粥のように、さらさらと食べやすくしたら、澄花ちゃんは喜んで食べてくれた。澄花ちゃんも和食が食べたかったようだ。やがてピッツバーグ小児病院での生活にも少しずつ慣れ、現地の祭に合わせたイベントに参加したり、病室で楽器の生演奏を聞いたりと、澄花ちゃんも毎日を楽しく過ごすようになった。

ピッツバーグに渡って二ヵ月後、現地時間の五月二九日夕方に医師から、適合する心臓が見つかったと告げられ、手術はあわただしく翌三〇日午前二時半に始まった。実香さんは、ＣＩＣＵ（心臓疾患集中治療室）横にあるウェイティングルームのソファに身を横たえた。病院のスタッフが「ちょっと休んだほうがいいよ」と言ってくれたが、実香さんはとても眠れる状態ではなかった。六時間の手術は長かった。ドナーからの心臓がＣＩＣＵに到着したとか、手術が始まったなどの報告はあったが、その間、果たして移植された心臓がうまく動いてくれるのか、静寂に包まれた深夜のウェイティングルームで実香さんは澄花ちゃんの無事を祈り続けていた。

約六時間に及んだものの手術は無事終了した。澄花ちゃんへのドナーは七ヵ月の男の子だった。もちろん、それ以上の情報は病院からもたらされることはない。実香さんはこの時、ドナーとなった男の子を想像した。七ヵ月といえば可愛い盛り、どんな家に住んでいたのか、突然死だったというが、どんな風に亡くなったのか、次々と男の子への思いが込み上げてきたという。

母・実香さんは「ドナーが現れたと聞いた時、やっと澄花の人生が開けたという思いにはならなかった。小さな命をつないでくださった臓器提供者のご両親を思うと胸がいっぱいになった。思わず、ごめんなさい―という言葉になった」と筆者に話してくれた。

広島・富山での募金活動では、目標額の一億二〇〇〇万円を上回る一億六〇〇〇万円が集まっていたが、目標額は渡米から二ヵ月以内に移植が実現する場合を想定していた。アメリカでの生活が二ヵ月を過ぎ、募金の再開も視野に入れていた矢先の朗報に故郷で募金活動を行ってきた瀧田幸吉さんらは安堵したという。

ただ、澄花ちゃんは、手術自体は成功したものの、術後に不整脈が続き、血圧も維持できなくなったため、再び胸を開いて心臓の働きを補う機器をつないで安定させた。しばらくは危険な状態が続いていたが、六月二日に補助機器、四日に人工呼吸器を外すことができた。

二〇一四年六月六日、集中治療室から一般病棟へ、そして、二〇一四年六月二〇日午前、澄花ちゃんは退院できた。退院後は、この病院に併設されているチャリティ施設で過ごす。企業系やキリスト教系など、欧米では社会貢献施設が充実している。こうした施設の世話をするのは全員ボランティアだ。日本でもようやくこうした子ども病院に併設する施設が生まれ始めている。

澄花ちゃんにとって病院の外での暮らしは一年一ヵ月ぶりになる。

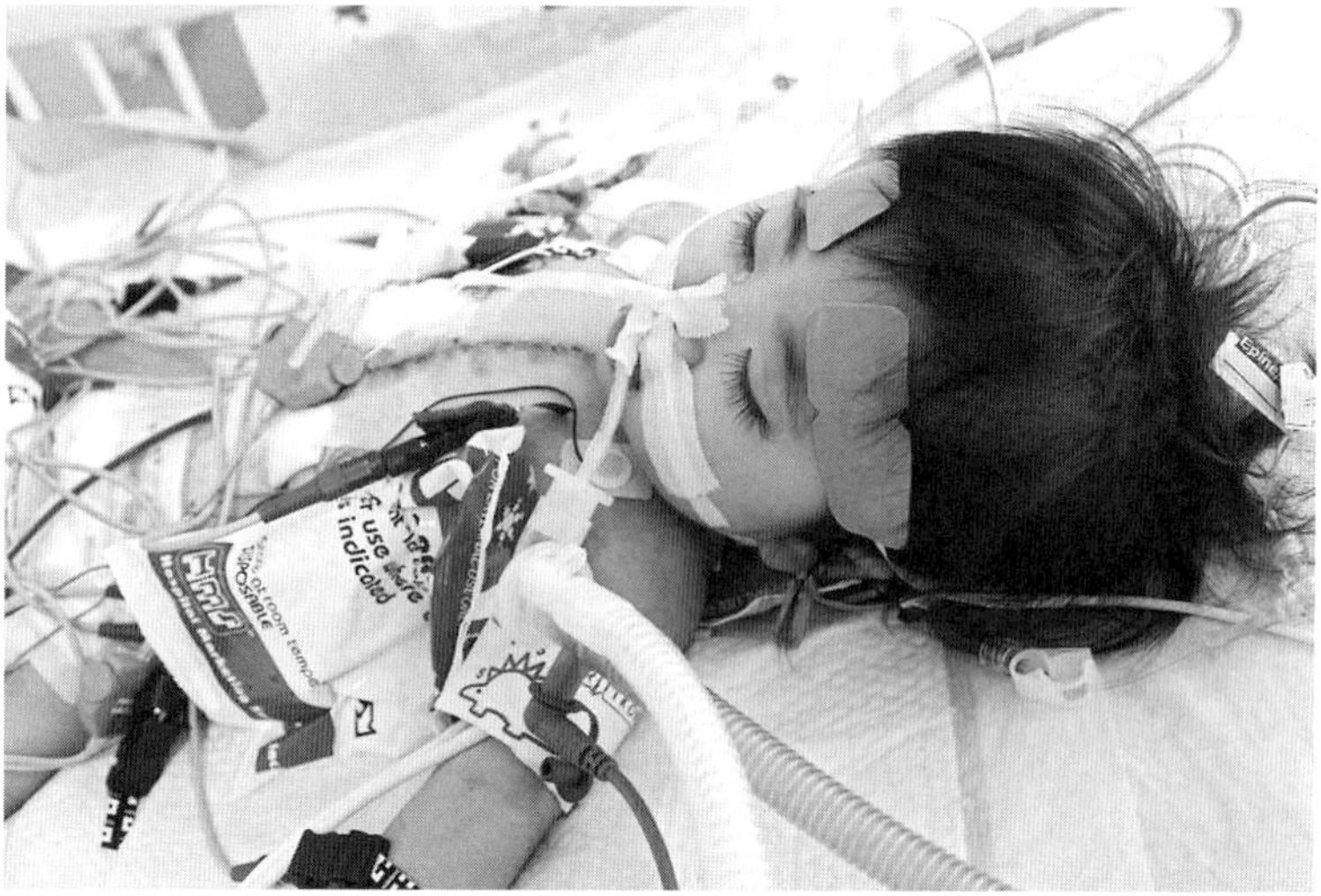

2014年5月31日　移植手術直後の澄花ちゃん　長尾実香さん提供

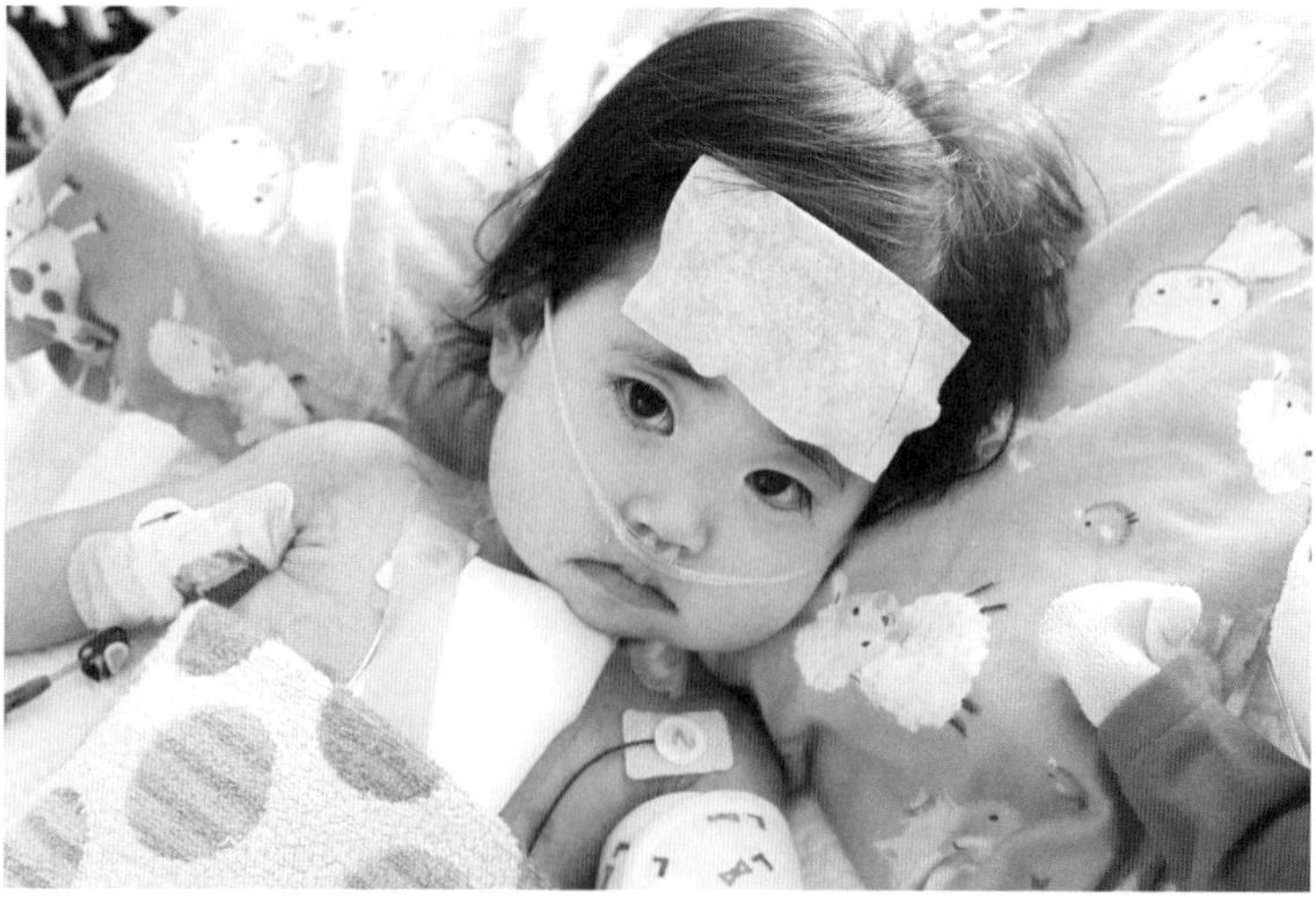

2014年6月4日　術後5日目の澄花ちゃん　長尾実香さん提供

アメリカメディアの反応

ピッツバーグ小児病院として初めて日本人の小児を受け入れたことについて、ピッツバーグを中心に発行されているローカル新聞 *Pittsburgh Tribunes-Review* (*TRIB*)[1]は、過敏に反応した。

二〇一四年九月一三日付け『TRIB電子新聞』は、まず見出しで「自国（引用者注：日本）での臓器移植は絶望的だが　支払い可能な外国人は、アメリカで移植の希望を見いだしている」としている。記事では「毎年、二〇〇人以上の外国人患者が、アメリカでの臓器移植手術を受けている、そして、この国（引用者注：アメリカ）の限りある臓器の移植を受けるために高額の費用を払っている」と述べ、澄花ちゃんの母・長尾実香さんへのインタビューを紹介した。

「もし、私たちが、私たちの子どもが臓器移植を受けて生きることを願うなら、外国へ行かなければならないと言われた。もし、海外での臓器移植が娘に生きる希望を与えるのであれば、私たちはこれを実行しなければならない」。

これに対し、ピッツバーグ小児病院の、小児心臓肺移植外科主任・ピーター・ワーデン医師は、「外国人に対する臓器移植は、選択し、急を要する重度の子どもを受け入れる。もちろん、私たちは、すべての患者さんを助けたい。私たちは、提供された臓器は、神からの貴い贈り物であるという事実を認識していなければならない。そして、私たちは、その贈り物を適切に扱う責任者でなくてはならない」とコメントしている。

また、この記事では、澄花ちゃんの手術の前年にあたる二〇一三年、アメリカ市民権がない、そして非居住者である患者に実施した二〇一三年のアメリカにおける移植手術が、二〇一二年より二〇％急上昇していることを指摘し、日本では、臓器移植はまれで、二〇一三年に、日本の外科医が、死亡直後の提供者の臓器から移植手術を行ったのは、三〇〇件にも満たないのに比較して、アメリカでは、二万二〇〇〇件以上、移植手術を行っていると、厳しい論調でアメリカの臓器移植の現状に言及している。

ただ、こうした批判的な論調の中で、記事はピッツバーグ小児病院の循環器外科医であるビクター・モレル医師が「手術は、非常に高額なものであり、経済的要因は、一つの問題であるが、澄花ちゃんは、小児病院の医師団が、澄花ちゃんの日本の医師団を知っていたので心臓移植の候補者として受け入れられた。澄花ちゃんの家族の経済力が彼女の順番を早めた訳ではなかった。私たちは、海外からの、臓器移植を受ける子どもたちを探していない。アメリカには、移植手術を待つ多くの子どもがいる」と、経済力により海外からの患者を優先しているわけではないことを強調したコメントを紹介している。

筆者が*TRIB*の記事で最も注目したのは、日本とアメリカの臓器移植の相違の背景には両国の文化的相違があると指摘した点で「多くの日本人は、死後も、臓器を完全な形で保持する必要があり、完全な形の臓器の体が死後の世界へ送られると信じている」との識者のコメントも掲載していた。

二〇一四年一一月三〇日、手術成功から半年、これまで四回の精密検査を受け、新しい心臓への拒絶反応もなく澄花ちゃんは順調に回復、食欲も旺盛で体重一〇キロと、同年代の標準にまで成長、翌年二月の精密検査で問題がなければ帰国できるのでは、という見通しも立ってきた。すでにベッドから降りたり、ベッドの周囲を歩くのも上手になり、食事のあとは、食器を片づけるお手伝いもできるようになったという。言葉も日本語だけでなく「ハロー」「オーケー」などの英語も話せるようになった。

帰国までのしばらくは、入院中に澄花ちゃんができなかったことをせいいっぱいさせてやりたいとチャリティ施設で可能なかぎり楽しく過ごすようにしたと実香さんは言う。この時、実香さんの心の中に澄花ちゃんだけでなく、ドナーになってくれた男の子への感謝とともに、その男の子にも澄花ちゃんを通してできるだけいろんなことを経験させてやりたいという思いが大きくなっていた。

ピッツバーグは比較的冬が早い。一一月から一二月へ、すでに雪が降り始めた。

ピッツバーグ小児病院での移植から八ヵ月、年を越して二〇一五年二月六日は澄花ちゃんの二歳の誕生日だった。一年前のこの日は、体外式の補助人工心臓の中にできた血の塊が原因で脳出血を起こし、生死をさまよっていたのだ。帰国もまもなくになった。誕生日のお祝いは、ご飯だった。ご飯といってもご飯を柔らかく煮込んで卵などを入れた雑炊《ぞうすい》だった。澄花ちゃんの大好物である。帰国の準備であわただしい日々の中での誕生日だった。

二〇一五年二月一七日、メディカルジェットではなく、今度はＪＡＬ（日本航空）での帰国である。実香さんはこの帰国の機内での気持ちをうまく表せないと言う。感無量、まさにそれはピッツバーグでお世話になった病院のスタッフばかりでなく、日々の生活を助けてくれた日本人のコミュニティ、つらいこともあったが、感謝の日々もあった。国が違えば文化も違う中で、多くのことを学んだ。皆

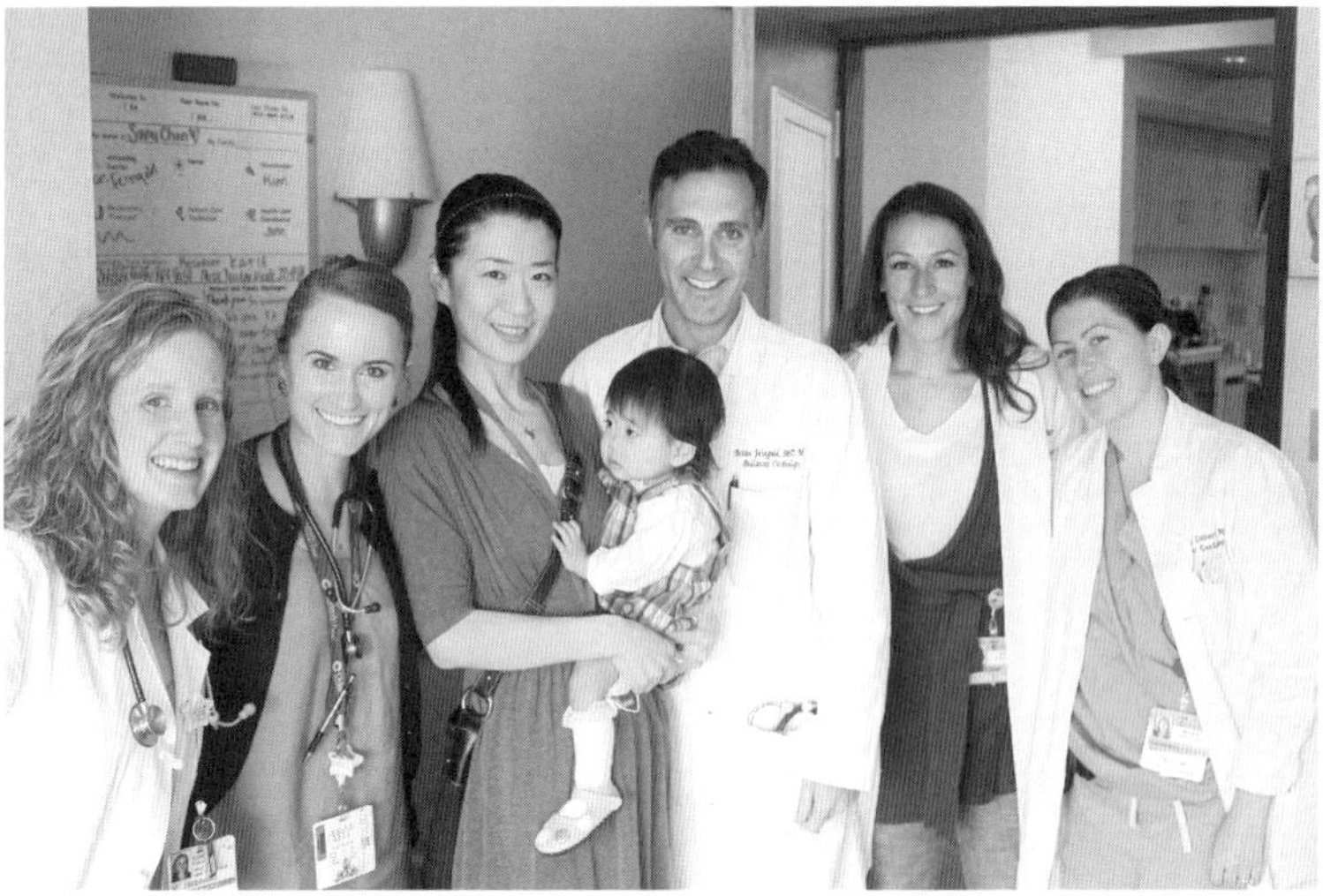

ピッツバーグ小児病院を退院の日、病院スタッフとの記念撮影　　長尾実香さん提供

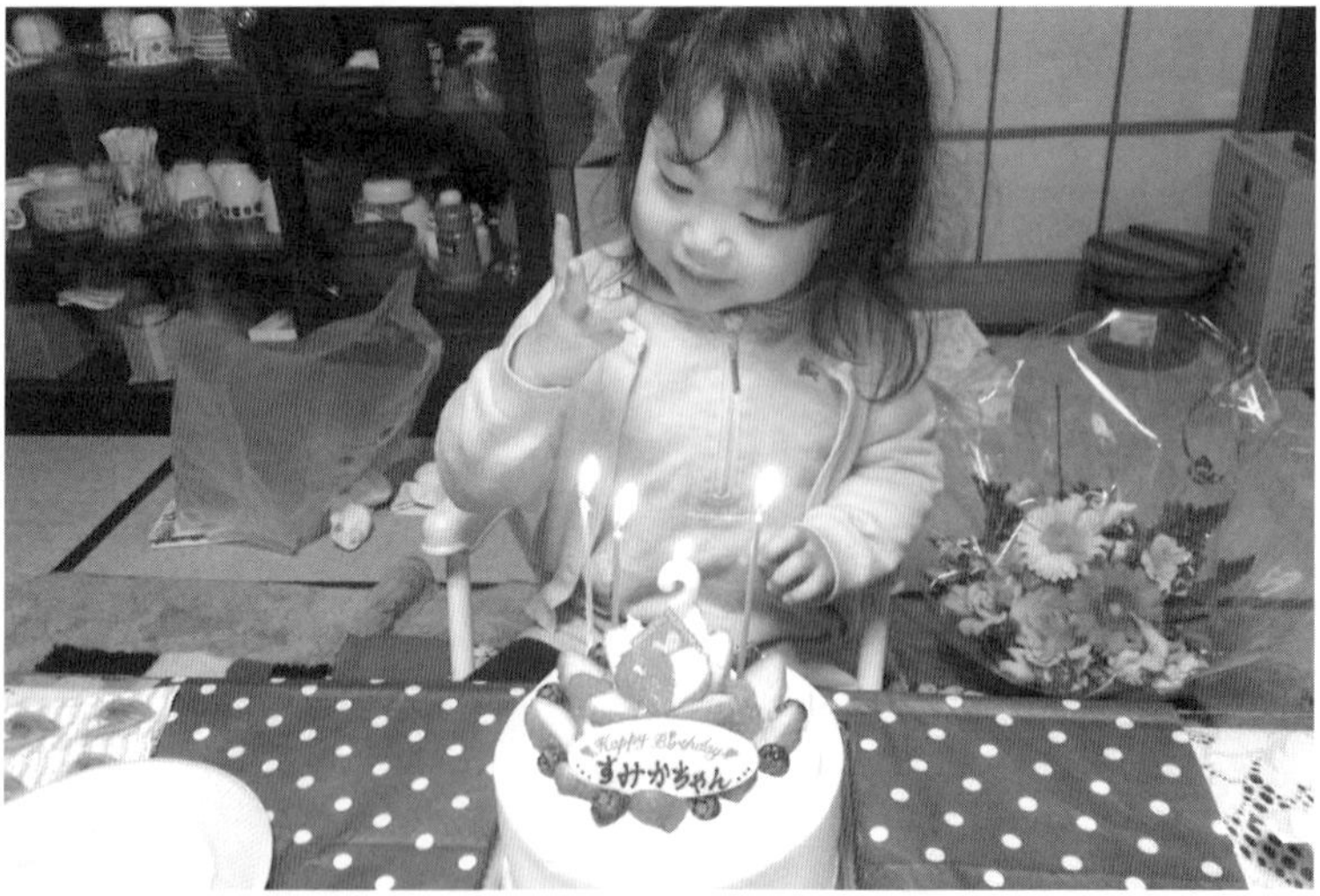

2016年2月7日　澄花ちゃん、3歳の誕生日(富山県射水市の自宅にて)　　長尾実香さん提供

さんに助けられたという思いだけは、忘れることがないだろうということだった。

ＪＡＬが少しずつ日本に近くなると、実香さんは日本の家族や澄花ちゃんをアメリカに送り出してくれたみんなに早く会いたいという思いが込みあげてきた。「元気になって帰ってきたよー」と早く報告したいという一念だった。

無事帰国。移植のための海外渡航という、自らの人生で想像もできなかった一年近くの日々を振り返り、「澄花を助けるために懸命に闘ったし、自らも少しは強くなった」と話す実香さんだが、「子どもを助けるところがそこしかないとなれば、親はどんなことがあってもそこを選択するしかない」との力強い言葉が返ってきた。

帰国後は、新しい心臓への拒絶反応や感染症の恐れがあるため、大阪大学附属病院に通院しながら実香さんの実家で静養を続けることになった。

大切に二人を育てていきたい

澄花ちゃんの帰国から四年になる二〇一九年一月二九日、筆者は、渡航への募金に尽力した射水市の瀧田幸吉さんと一緒に、射水市の長尾実香さんと澄花ちゃんを訪ねた。

射水市の田園地帯の一角にある長尾さんの自宅では、玄関に元気な澄花ちゃんが飛び出すように顔を見せた。まもなく六歳の誕生日を迎える澄花ちゃんの表情は、同年代の子どもたちと変わらず屈託

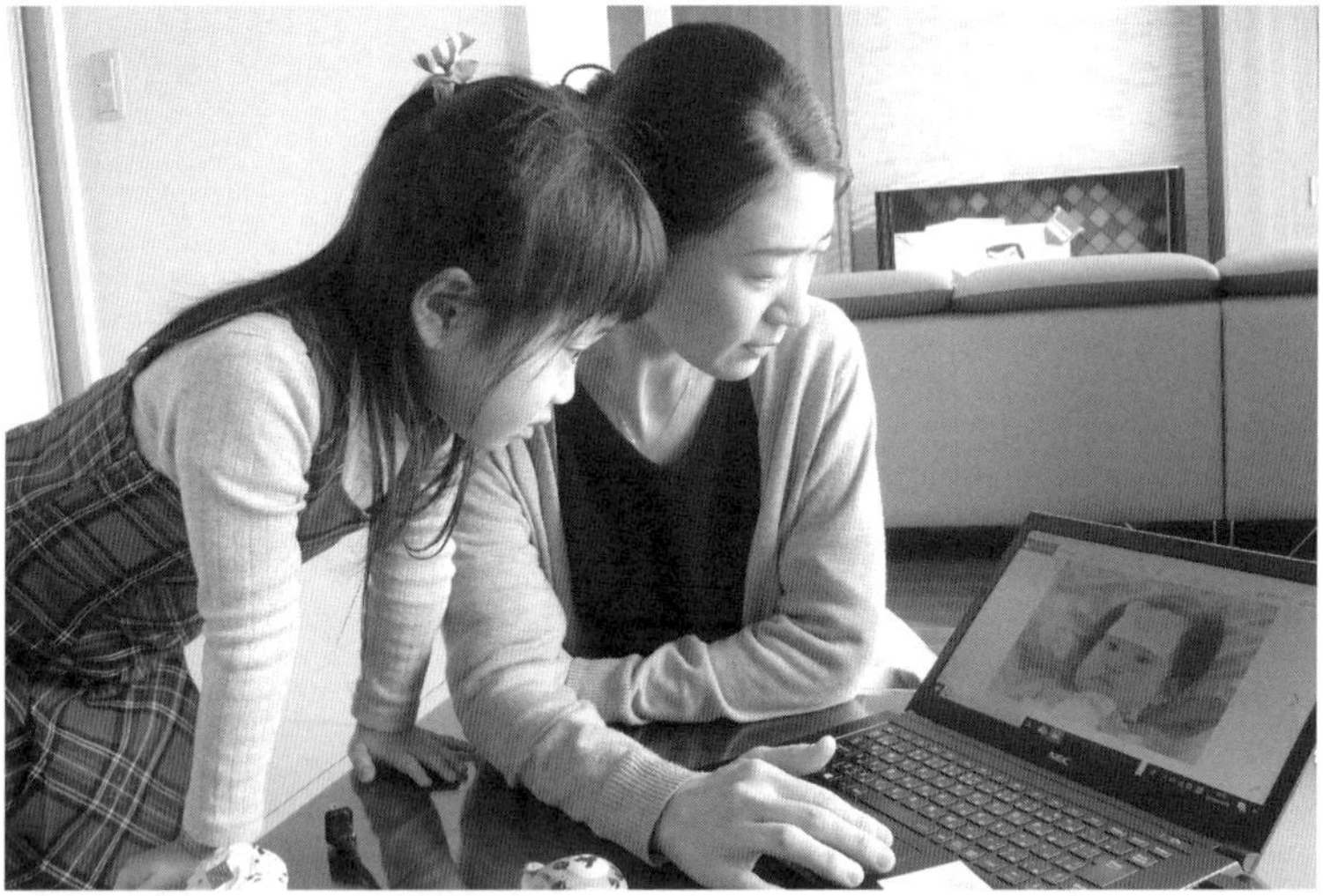

2019年1月29日　まもなく6歳　元気な澄花ちゃん　筆者撮影

のない笑顔だった。

この時、一時間近くにわたって話を聞いた、母・実香さんの言葉で今も心に残るのは、繰り返されるドナーへの感謝の言葉だった。

「いただいた心臓が娘の体の一部となり、その子が成し得なかった素晴らしい経験を、娘を通じてさせてあげたい。大切に二人を育てていきたい」。

ここまで長尾澄花ちゃんの例を紹介してきたが、二〇一〇年、改正臓器移植法の施行で、子どもからの提供が可能になったとはいうものの、まだまだ海外に頼らざるを得ないのが現状である。

海外渡航への支援

海外へ出かけても何とかして助けたい。多くの日本の子どもたちが、そして日本人が外国での移植手術を求めて、今も海外へ渡航している。そうした家族を支援しようと、国内にはいくつかの団体・個人がサポートを行っている。多くは自らの子どもたちを、あるいは家族を救うために海外へわたった経験者が中心となって、現在も支援活動を行っている。

筆者は、移植のための海外渡航の現状を知るために、三〇年前、取材でお世話になった荒波よしさんが運営委員を務めている「トリオ・ジャパン」を訪ねることにした。前述の横山慎也さんも二〇一七年から「トリオ・ジャパン」の事務局長として精力的に移植のための海外渡航の支援にあたっている。

「トリオ・ジャパン」の「トリオ」とは、TRIO（Transplant Recipients International Organization）のことで、実は、一九八三年アメリカ・ペンシルベニア州ピッツバーグにおいて、移植を受けた人々（レシピエント）の小さなグループとして始まった、いわば移植者のためのサポート団体で、「トリオ・ジャパン」は、TRIOの日本支部として一九九一年二月に日本で設立、胆道閉鎖症のために肝臓移植を待ちながら、オーストラリア・ブリスベンで亡くなった水谷公香ちゃんの募金残金を運用し、「トリオ・ジャパン公香ちゃん基金」として出発した。ピッツバーグは、まさに移植者支援発祥の町だった。

二〇一九年二月七日、真冬にもかかわらず、この日の東京はコートを脱ぎ捨てたい陽気だった。「トリオ・ジャパン」の最寄駅は地下鉄日比谷線の東銀座駅である。駅まで出迎えに出てくれたのが、荒波よしさんだった。荒波さんは、三〇年以上も前になる一九八六年一一月、長女の里子さんを胆道閉鎖症で亡くしていた。里子さんも元キャンディデートで肝臓移植を待つ間に亡くなっており、このことがきっかけで、荒波さんは「トリオ・ジャパン」のために運営委員として活動を行っていた。筆者は、三〇年前、臓器移植問題で荒波さんを取材したことがあった。

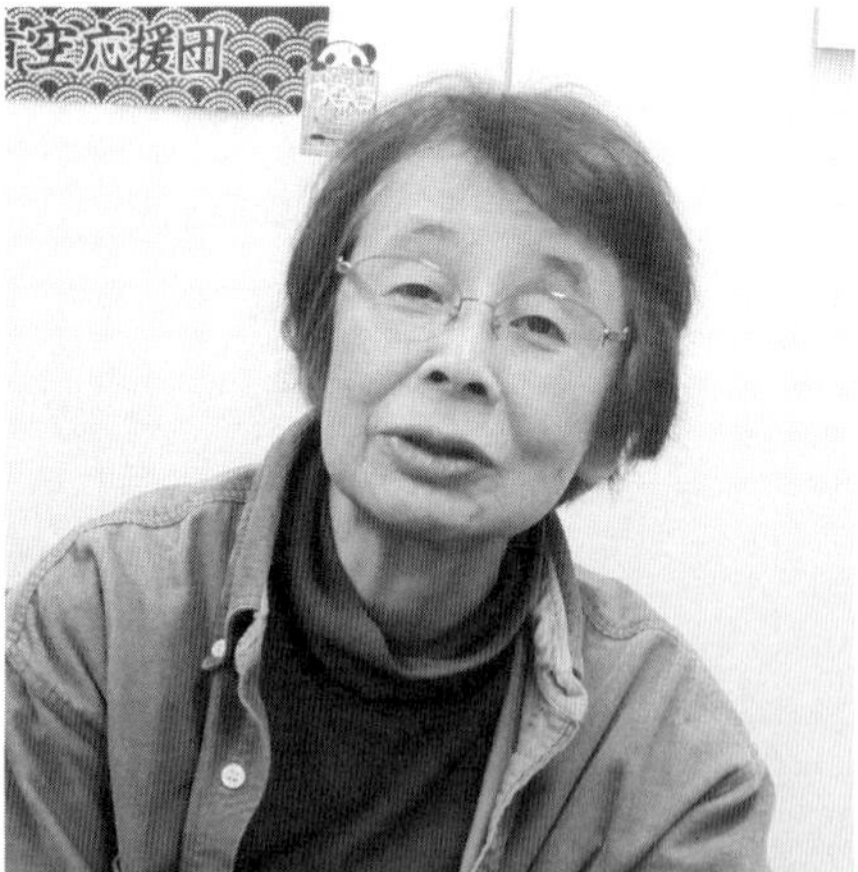
トリオ・ジャパン運営委員　荒波よしさん　筆者撮影

「トリオ・ジャパン」は、国内での脳死移植の啓発と海外渡航移植を願う人たちを支援している非営利団体であるが、その理念はあくまで日本国内の臓器移植医療が日常的な医療となることを願うものであり、やむなく渡航移植をせざるを得ない患者や家族に対し、これまでの経験に基づき、アドバイスやサポートを行っている。「トリオ・ジャパン」では、こうした活動について「ファミリーコーディネーター」という言葉を使っているが、まさしく海外渡航移植という未知の世界に踏み出すことを決断した家族たちの貴重な相談相手になっている。

「トリオ・ジャパン」のオフィスで筆者が久しぶりに会った荒波よしさんは、夫の荒波嘉男さんとともに、「トリオ・ジャパン」が発足する前は、「胆道閉鎖症の子どもを守る会」を組織し、肝臓病で苦しむ子どもたちのために、胆道閉鎖症の早期発見、早期手術に力を尽くしてきた。

荒波嘉男さんは二〇一六年に亡くなったが、よしさんは今も「胆道閉鎖症の子どもを守る会」での貴重な経験を活かしながら、「トリオ・ジャパン」で運営委員として、移植医療を必要とする患者（キャンディデート）の相談を受けている。荒波夫妻は、一五歳で亡くなった長女・里子さんが二歳になった一九七三年から「胆道閉鎖症の子どもを守る会」の活動に係ってきた。

一九八八年六月、荒波嘉男さんは、日本移植学会主催の公開シンポジウム「臓器移植―どこまでやれる、どこまでやるか―肝臓移植をめぐって」で「胆道閉鎖症の子どもを守る会」が誕

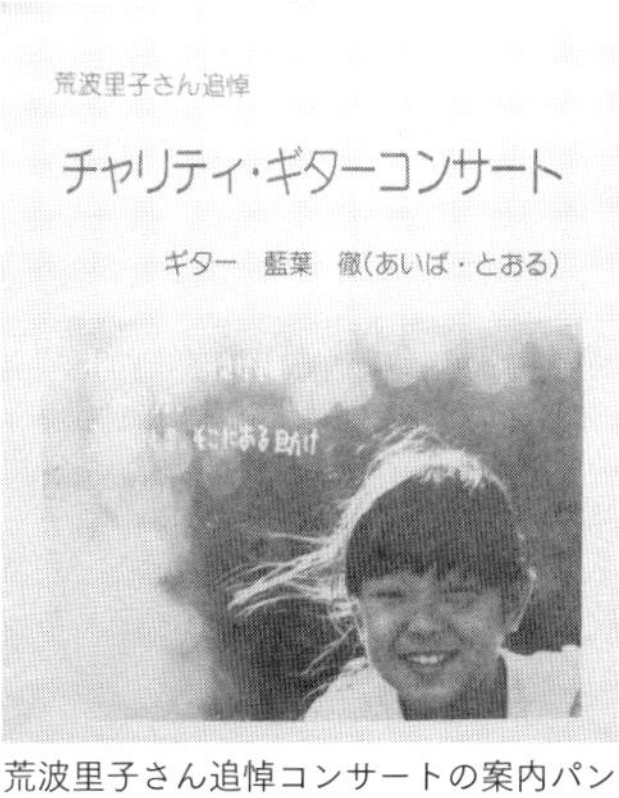

荒波里子さん追悼コンサートの案内パンフレット　写真はありし日の里子さん

生した経緯について次のように話している。

昭和四八年（引用者注：一九七三年）四月のことです。アメリカのウィスコンシン州の、テレサ・ローズちゃんという、生後八ヵ月の胆道閉鎖症の子どもが、最後の望みを託して日本に来ました。日本で胆道閉鎖症の手術を受けるために、ご両親は募金によって渡航費と手術代を集め、はるばる海を渡ってこられたのでした。胆道閉鎖症の手術方法は、今から三〇年ほど前に、日本の医師によって考案されたものであって、当然、この手術がきちんとできるのは、日本の数人の医師しかいなかったのであります。当時、アメリカにおいても、肝臓移植は今のようでなかったのでしょう。テレサちゃんのご両親は、わが子を救うためにすがる思いで日本へ来られたのだと思います。

テレサちゃんたちは、日本のボランティアの人たちによって作られた「テレサちゃんを守る会」の手助けにより、日本での生活が守られましたが、生後八ヵ月という、手術をするにはあまりにも時間がたちすぎていたため、胆道閉鎖症の手術を行うことができず、泣く泣くアメリカへ帰り、やがて短い生涯を閉じたのでありました。「胆道閉鎖症の子どもを守る会」は、この「テレサちゃんを守る会」が、日本の「胆道閉鎖症の子どもを守る会」へと移行されたのであります。私の長女も胆道閉鎖症でして、生後二ヵ月ほどで手術を受け、当時二歳でありました。ちょうどテレサちゃんをアメリカへ送る送別会の会場にいたこともあって、この「胆道閉鎖症の子どもを守る会」には、最初から係らせていただいております。(2)

わが子の命を何とか助けたいと思う親の気持ちは、国境を越える。このあとまもなく胆道閉鎖症の治療として肝臓移植がアメリカやヨーロッパで行われるようになり、日本では、脳死からの肝臓の提供が得られないことから、多くの日本の子どもたちが外国へ助けを求めに渡航するようになった。

こうした中、一九八九年一一月、島根医科大学で胆道閉鎖症の小児に対して日本で初の生体部分肝移植が行われた。生体部分肝移植は、脳死問題を回避できるので、やがて脳死からの肝臓移植に代わって日本では、胆道閉鎖症末期に対する治療の主流となっていく。国立成育医療研究センターの資料によれば、日本における小児肝臓移植の症例数は、年間一〇〇～一二〇例で、二〇一五年のデータでは、生体部分肝移植を受けた小児が一四五人に対し、脳死からの肝移植を受けた小児が九人、成人の生体部分肝移植が二四五人、成人の脳死からの肝移植が四五人となっている[3]。もちろん、生体部分肝移植では、健康なドナーへの負担が大きく、問題がないわけではないが、小児肝臓移植は両親などがドナーとなる例が多いので、海外渡航による肝臓移植から生体部分肝移植へ移行していった。一九七〇年代から八〇年代にかけて、「胆道閉鎖症の子どもを守る会」で活動を展開してきた荒波嘉男・よし夫妻は、一九九一年、「胆道閉鎖症の子どもを守る会」を離れ、日本国内での脳死肝移植を求め、「トリオ・ジャパン」の設立に力を尽くすことになった。

最近、「トリオ・ジャパン」に相談にやってくる患者の家族のほとんどは、乳幼児で心臓移植を必要とするケースが目立つという。というのは、前述したように、一九八九年、島根医科大学で初の生体部分肝移植が行われて以来、日本では、生体からの臓器移植が多くなり、現在は、腎移植をはじめ、肝移植、肺移植、小腸、及び膵移植で生体間移植が行われている。しかし、心臓移植は、生体間移植ができないため、脳死下の移植でしか救われる方法がない。このため、国内待機を諦め、海外への渡航移植の決断をした患者の家族が「トリオ・ジャパン」に相談にやってくるのである。

現在、「トリオ・ジャパン」の会長を務める青山竜馬さんは、二〇一三年、第一子（一卵性双生児の女児二人）に恵まれたものの、長女・菫《すみれ》ちゃんが生後二七〇日に急性心不全で急逝、その後、次女・環《たまき》ちゃんが特発性拡張型心筋症と診断され、二〇一六年九月渡米、シアトル子ども病院で臓器提供を受け、何度か危機を乗り越えながら、二〇一七年三月、無事帰国を果たした。

青山さんは「一〇年先、二〇年先であれば移植に代わる新しい治療法がひょっとするとでき、完治も可能かもしれません。そのようになることを心から願っています。しかし現状は、そうした時間を与えられない子どもたちが大勢います。子どものみならず大人も同様です[4]」と話す。青山さんが今一番懸念しているのは、人道主義的な立場に基づいて、日本からの海外からの移植患者を一定の枠内で受け入れていたアメリカの医療の動向だという。いわゆる「五％ルール」として、海外から受け入れていた患者の枠が実質的にはすでになくなっており、病院の個別の対応で、運がよければ、海外からの患者を受け入れてくれる状況だという。「聞くところでは、アメ

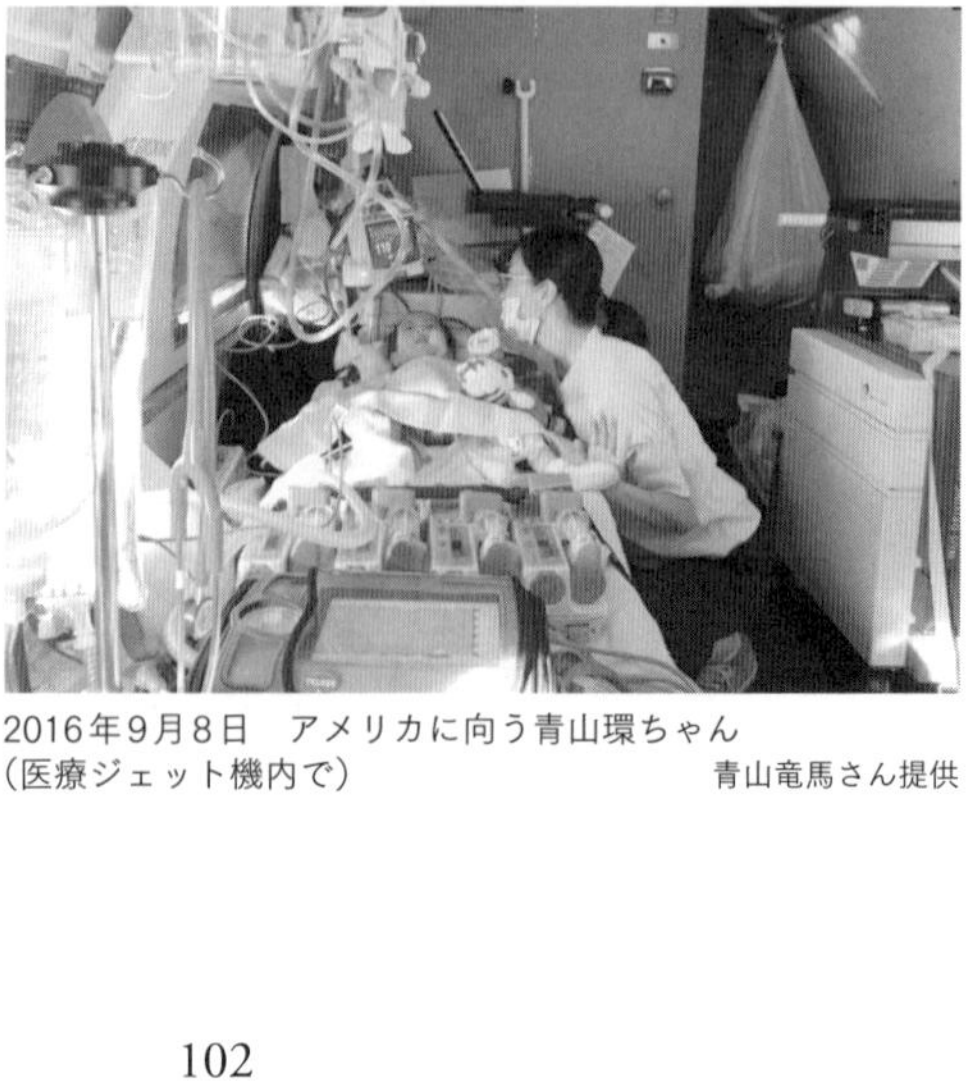
2016年9月8日　アメリカに向う青山環ちゃん
（医療ジェット機内で）
青山竜馬さん提供

リカでも海外からの患者を自国の患者と平等に扱うことに抵抗を覚える人たちが増えているそうですから[5]」と青山さんは話している。

ここで青山さんの話にあった「五％ルール」に関して、「トリオ・ジャパン」の資料から説明を付け加えておきたい。

まず、アメリカの全米臓器移植法（NOTA）は、誰が臓器を受け取るべきかを決定するために使えるのは、医学的基準だけであると定めている。その人の国籍や居住地を、臓器移植の条件にすることはできない。忘れてならないのは、アメリカでは多くのコミュニティが移民や米国市民権のない人を含んでいるということである。合法的に滞在する人もあれば、非合法に滞在する人もいる。こうした中、外国人への移植は五％までとされていた「五％ルール」は、二〇一二年にすでにアメリカでは撤廃された。そもそもこの規則は、アメリカの移植センターの患者のうち、五％以上が外国人である場合は、その移植センターは移植プログラムに問題がないことを確認するために、監査ないし、チェックを受けるべきというもので、移植センターが患者の五％以上を海外から受け入れてはいけないということを言ってはいない。実際にこの規則に従って監査やチェックを受けた移植センターは一つもないとのことである。具体的なデータでいえば、一九九八年から二〇〇七年の期間では、アメリカのレシピエントの数は四一万四九〇一人で、このうち非居住の非市民は三七七七人だった。また、二〇一五年のデータでは、リストに記載された五万七六一〇人の患者のうち、非居住の非市民は三二一人だった。もちろん、いずれも五％どころか一％にも達していない[6]。

アメリカの現状は以上のようだが、ただ、カナダやヨーロッパでは、前述したように、外国人の移植患者を受け入れていない。今後、アメリカにおいて、自国の患者への影響から、医療の動向がどのようになるのか、青山さんもこのことを懸念しているのである。

心臓などの臓器移植は基本的には体格にあった大きさでないと移植ができない。原則、子どもへの移植には子どもの臓器が必要である。何度も述べているように、日本では、一五歳未満の脳死下での臓器提供数は圧倒的に少ない。脳死下での臓器提供が少ないのは、子どもに限らない。ただ、ここではっきりしておかなければならないのは、臓器が足りていないのは日本だけではないという事実である。日本よりはるかに提供数の多いアメリカをはじめ、カナダやヨーロッパ各国でもどうすれば提供数を増やすことができるかが、各国共通の大きな課題になっているのである。

今も続く移植のための海外渡航

日本から海外へ渡航し、海外で移植を受けた人たちは、子どもたちを含めてどれくらいになるだろうか。筆者が臓器移植問題の取材を始めた一九八〇年代は、前述の胆道閉鎖症の子どもたちがオーストラリアやドイツ、フランス、カナダなどアメリカ以外の国々へも渡航した患者が度々メディアで取り上げられた。ただ、その実数は不明である。

「移植ネットワーク」は、海外渡航による移植の斡旋は行っていないが、「移植ネットワーク」の資料には、一九九七年の臓器移植法ができてから、二〇一八年五月までの臓器別海外渡航移植者のデータがある。それによると、心臓が六六人、肺が三人、肝臓が三四人となっているから、この間、およそ一〇〇人の人が海外移植を受けていると考えられるが、「移植ネットワーク」に全く登録せずに海外で移植を受けた人もいるので正確な実数は不明である。

いまだに海外で移植を受けざるを得ない日本の実情を見ると、そこには日本と海外の移植医療の歴然とした相違が際立っている。

例えばアメリカでは、年間一万人が死後に臓器提供している。また、イギリスやドイツ、フランス、スペインなどの先進国では、臓器移植は一般的な治療になっている。これに対し、日本国内での移植は、脳死および心臓死からの臓器提供の件数を合わせると、一九九七年から二〇一七年一二月までの約二〇年間に四八四二件の移植が行われている。[7] この数字を単純に比較してもいかに日本の臓器移植件数が少ないかがわかる。

こうした先進国を中心とする世界の国別臓器移植数[8]（二〇一七年比較）を表（次ページ）に示す。

この表にある「OPTING IN」とあるのは、本人が生前、臓器提供の意思を表示していた場合、または家族が臓器提供に同意した場合、臓器提供が行われるという意味で、日本の場合、法改正後も基本的には本人の生前の意思を尊重する「OPTING IN」に変わりはないが、生前の意思が不明な場合、家族の承諾があれば、臓器提供が可能となった。これに対し「OPTING OUT」は本人が生前、臓器提供に反対の意思を残さない限り、臓器提供をするものとみなすことになっている。臨床の現場では家族の反対があれば実際には臓器提供をしないことが多い（データは二〇一七年、ただし韓国は二〇一六年のデータ）。

この表でまず人口一〇〇万人あたりの臓器提供者数をみてもらえば、スペインを筆頭にアメリカ・フランス・オーストリア・イギリスといった欧米諸国では、日本の数字と格段に開きがあることがわかる。また、各臓器別の移植数をみると、脳死下の移植が必要な心臓・肺・肝臓などは欧米と大きな開きがあることがわかる。この大きな開きが出る理由としては、世界のほとんどの国では、臓器提供とは無関係に、脳死は人の死として認められていることや日本では、「脳死は人の死」とされているものの、厳しい脳死判定などを経て、臓器移植が可能になるということ、実際に臓器提供を希望する人が少ないことなどが大きく影響しているものと考えられるのである。

この表には欧米以外では韓国と日本のデータが出ている。韓国では、二〇〇〇年二月から臓器移植法が施行され、その時から脳死者本人の同意を摘出用件としない、比較的に緩やかな脳死臓器摘出要件を

国別臓器移植数（2017年）　　出典：日本臓器移植ネットワーク『日本の移植事情』2018

		OPTING IN					OPTING OUT		
		日本	韓国	アメリカ	ドイツ	イギリス	オーストリア	フランス	スペイン
100万人あたりの臓器提供者数		0.88	11.18	31.96	9.70	23.05	21.70	26.84	46.90
臓器移植数	心臓	56	156	3,242	257	182	64	467	304
	肺	56	89	2,449	309	198	116	378	363
	肝臓	69	508	7,715	760	971	158	1,374	1,226
	腎臓	198	1,059	14,037	1,364	2,449	359	3,782	2,937
	膵臓	43	74	1,011	72	192	20	96	70

※OPTING IN：本人が生前、臓器提供の意思を表示していた場合または家族が臓器提供に同意した場合、臓器提供が行われる。（日本の場合、法改正後も基本的には本人の生前の意思を尊重するOPTING INに変わりはないが、生前の意思が不明な場合、家族の承諾があれば、臓器提供が可能となった。）

※OPTING OUT：本人が生前、臓器提供に反対の意思を残さない限り、臓器提供をするものとみなす。臨床の現場では家族の反対があれば実際には臓器提供をしないことが多い。

＊韓国は2016年のデータ

法律に設けていたが[9]、当初の数年はドナーの数が伸びず、提供者を増やすためにさまざまな試みを行った。

ところが、二〇〇八年になってドナーが二五六人と、前年を一〇〇人以上上回る、これまでにないドナー数となった。この背景には、二〇〇八年一月に亡くなり、脳死下での臓器提供を行ったプロボクシング選手、崔堯森《チェヨサム》氏（享年三五）の存在があるといわれる[10]。

こうした現象は「ニコラス効果」として知られている。「ニコラス効果」とは、イギリスからアメリカに帰化したジャーナリスト、レグ・グリーン氏が一九九四年、イタリアで家族旅行中、凶弾に倒れた七歳の息子・ニコラス君の脳死を告げられるが、異国の地で悲嘆に暮れながらも息子の臓器提供を決意し、ニコラス君の臓器は七人のイタリア人に移植された。この事実が大きく報じられ、臓器移植に対する人々の関心を集めることになったもので、イタリアだけでなく、各国で「いのちのリレー」として感動を呼んだ。以後、臓器移植に関するこうした社会現象を「ニコラス効果」と呼ぶようになった。日本語版でも『ニコラスの贈りもの[11]』として出版されている。

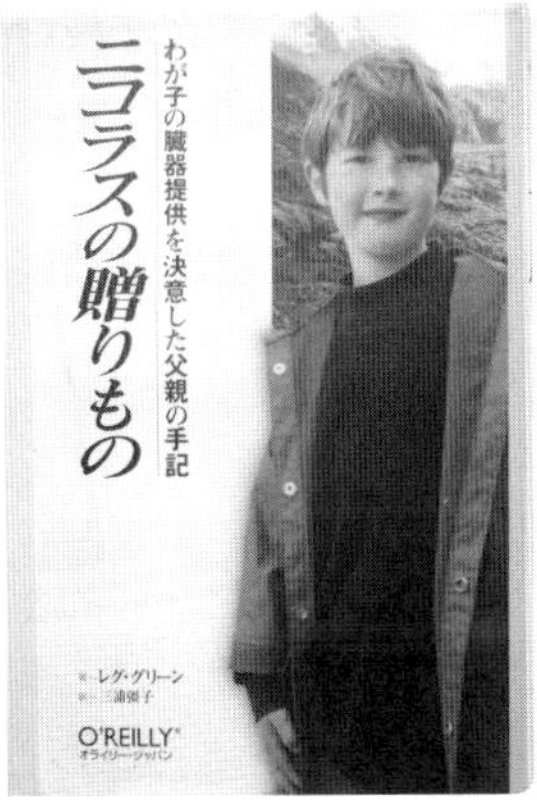

レグ・グリーン『ニコラスの贈りもの』

その後、韓国では、臓器移植に関する国の政策として、脳死臓器提供の数を欧米先進国にまで引き上げることを目標に、臓器移植法が改正された結果、「国別臓器移植数」の表にあるように、ドイツをも上回り、日本とは比較にならない臓器提供数になっている。

国内で子どもの心臓や肝臓移植がなかなか進まないため海外にわたる子どもたちの例は今も続いているのが現状であるが、ここにきて、海外での移植に要する費用がますます高騰しているとのことだ。その多くは善意の募金に頼っているが、『朝日新聞』[12]によると、二〇一六年以降の一人あたりの募金の目標額は平均三億円近くと、この五年間で倍増しているとのことだ。前述したように長尾澄花ちゃんの場合は、目標額が一億二〇〇〇万円だったが、三億円となるとその倍以上になる。記事によると、国内で一五歳未満の子どもの臓器提供が可能になった二〇一〇年七月以降、二〇一七年一〇月末まで、海外で移植を受けた一八歳未満の子どもは三五人、うち募金活動をした三二人の二〇一〇年から二〇一四年の目標額は平均約一億五〇〇〇万円だったが、二〇一六年は約二億九〇〇〇万円に達した。最高額は二〇一六年から二〇一七年の四ケースで三億二〇〇〇万円だった。費用高騰の背景には、移植までの延命が目的である小児用補助人工心臓が二〇一五年に国内で認可されたことがあげられ、延命により多くの子どもが海外渡航に耐えられるようにはなったが、補助人工心臓装着後のケアや医療用チャーター機の手配が必要となり移植費用を押し上げているという[13]。国内では数十万円から数百万円で移植可能とのことだから海外移植がいかに高額かが理解できる。

次の第四章では、筆者がかつて取材したカナダの臓器移植の経緯を参考にしながら、なぜ日本で脳死からの臓器提供が進まないのかを考えてみる。

引用文献

（1）*Pittsburgh Tribunes-Review (TRIB)*, September 13, 2014.
（2）胆道閉鎖症の子どもを守る会編『いのちー一六年の歩み・ニュース編』一九八九
（3）国立研究開発法人「国立成育医療研究センター」臓器移植センター資料
https://www.ncchd.go.jp/hospital/about/section/special/transplant_surgery/index.html　取得日　二〇一九年二月五日
（4）大谷邦郎・青山竜馬編著『なんでもない日はとくべつな日　渡航移植が残したもの』はる書房、二〇一八
（5）大谷邦郎・青山竜馬編著『なんでもない日はとくべつな日　渡航移植が残したもの』はる書房、二〇一八
（6）二〇一八年「トリオ・ジャパン」調べ
（7）日本臓器移植ネットワーク資料
http://www.jotnw.or.jp/file_lib/pc/datafile_brainCount_pdf/analyzePDF2018.pdf　取得日　二〇一九年二月五日
（8）日本臓器移植ネットワーク『日本の移植事情』、二〇一八
（9）町野朔ほか『移植医療のこれから』信山社、二〇一一
（10）絵野沢伸「ドナー数増加に向けた海外の取り組み」
nrichd.ncchd.go.jp/MONTHREPT/bunken/S221-224.pdf　取得日　二〇一九年二月一九日
（11）レグ・グリーン『ニコラスの贈りもの　わが子の臓器提供を決意した父親の手記』オライリー・ジャパン、一九九九
（12）二〇一七年一一月二四日付け『朝日新聞』
（13）二〇一七年一一月二四日付け『朝日新聞』

参考文献

一、トリオ・ジャパン『生きたい！生かしたい！臓器移植医療の真実』はる書房、二〇〇八
二、二〇一四年二月七日付け『北日本新聞』
三、二〇一四年二月七日付け『読売新聞』
四、二〇一四年二月二八日付け『北日本新聞』
五、二〇一四年三月一九日付け『北日本新聞』
六、二〇一四年三月二一日付け『読売新聞』
七、二〇一四年一一月三〇日付け『北日本新聞』
八、日本臓器移植ネットワーク『日本の移植事情』、二〇一八
九、福嶌教偉「小児の脳死移植Ⅰ―我が国における現状と課題」『シリーズ生命倫理学3　脳死・移植医療』丸善出版、二〇一二
一〇、山崎吾郎『臓器移植の人類学』世界思想社、二〇一五
一一、町野朔ほか『移植医療のこれから』信山社、二〇一一

第四章

親鸞は臓器移植を是とするか

カナダ人医師との出会い

一九八八年六月一八日、筆者はロンドン市のウェスタンオンタリオ大学附属病院で、臓器移植の専門医であるスティラー博士（Dr. Cal Stiller）と向き合っていた。「はじめに」で述べたように、ロンドンと言っても、ここはイギリスのロンドンではなく、カナダ・オンタリオ州にあるロンドン市である。「森の都市」ロンドン市の閑静な一角にあるこの病院は臓器移植部門では、カナダでも有数の実績をあげ、スティラー博士はまさにその最前線を担っていた。

筆者の取材当時から三〇年を経過し、スティラー博士は、いまやウェスタンオンタリオ大学の名誉教授をはじめ、臓器移植のみならず、カナダ医学界をリードする立場となり、二〇一〇年には、カナダの医療殿堂入りを果たしているが、筆者がお会いした時には、カナダで最もダイナミックな臓器移植プログラムを開発、臓器移植を主導する立場にあり、多臓器移植医療サービス部門の主任を務めていた。

スティラー博士は、当時、オンタリオ州で発行されていた *London Magazine* のインタビュー記事で「現在、成人の心臓や肝臓は需要を満たしていますが、それはカナダで心臓移植や肝臓移植を必要とする人々の大半が移植手術を勧められていないからです。移植手術が勧められるようになれば、臓器の提供数が増えない限り、臓器の提供を受けられずに死ぬ人が常に出てくるようになるでしょう(1)」と答えている。こうした予測を踏まえ、スティラー博士は、ドナー（臓器提供者）の需要が逼迫《ひっぱく》していることについて、世論を喚起するため、非営利組織「トランスプラント・インターナショナル」を立ち上げ「一般市民と医療従事者が臓器移植の価値についての旧い認識を改め、すでに実験的な試みではなく治療の領域に移っていることを理解したとき、私たちは患者からの要求殺到に対応しきれなくなるでしょう[2]」と述べている。

「トランスプラント・インターナショナル」によれば、カナダでは、一九八五年頃から臓器移植の成功率が急激に高まり、例えば肝臓移植では、一九八六年の数が六六人、一九八七年には九七人であり、一方、心臓移植では、一九八六年に一二三人、一九八七年には一三一人に対し実施されたとのことである。この報告書では、臓器提供に対する家族の決断や脳死判定などについて詳しく書かれているが、医療現場の状況について、現在の日本の状況と極めて類似している報告がある。

多くの場合、死につつある患者に携わった医療関係者は、臓器提供について、患者の家族に近づく事をためらう。医療関係者は、患者を亡くした

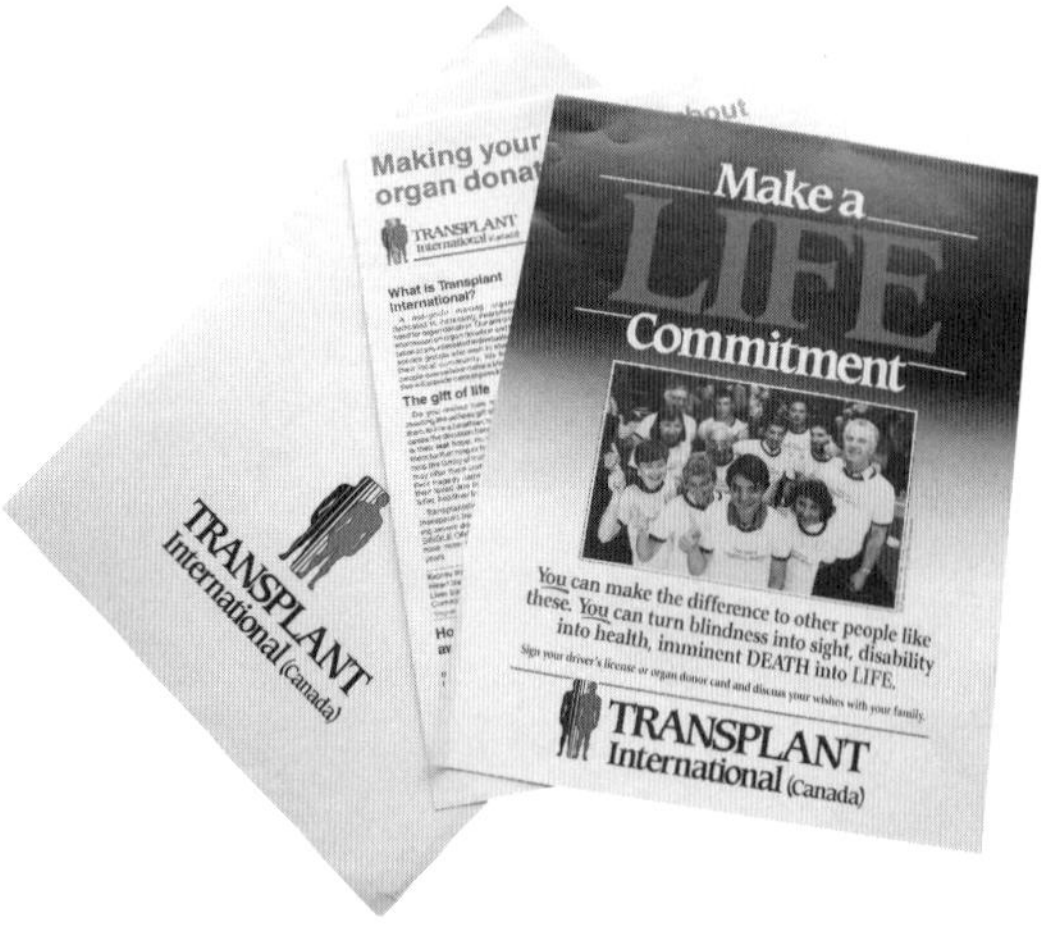

「トランスプラント・インターナショナル」リーフレット(1988年)

事が悲しく、自分たちが、患者の家族の期待に背いたと感じているかもしれない。医療関係者は、自分たちの要求に対する家族の反応を恐れ、臓器提供をお願いすることにより、家族から更に悲しみを引き起こす事を望まない。より多くの人が、自分たちの死後、臓器提供者になる事を希望するので、医師達は、自分たちの臓器提供の要求に対して、ポジティブな反応を期待し始めている。このようにして、より頼みやすくなっているかもしれない。(3)

今から三〇年前、カナダの医療現場には、まだ、このような臓器提供に関するためらいがあったことがわかる。また、当時のカナダの世論にかんして興味深い世論調査の結果がある。

その調査結果によれば、「八八％の人は、自分の愛する人（引用者注：家族・近親者）からの臓器提供に賛成するとの意見であり、このうち、六六％の人は、自分自身の臓器提供にも賛成である。具体的に自らの臓器提供については、僅か、二六％の人のみが、運転免許証やドナーカードにサインをしているにすぎない。多くの人は、書面で、自分の意志に責任を持つことをしていない事を表している」(4)と、この報告では述べている。

臓器提供に関する現在の日本人の意思表示の状況などについては、第五章で詳述するが、臓器提供に何らかの賛成の意思表示をしている人は一三％近くと、カナダの当時の数字より低いとはいえ、全般的に、医療現場の状況、臓器提供への意思などでは、現在の日本の状況とかなり似通っていると言えるのではないだろうか。

筆者がスティラー博士に取材をした当時は、カナダをはじめ、アメリカ、オーストラリアなどの海

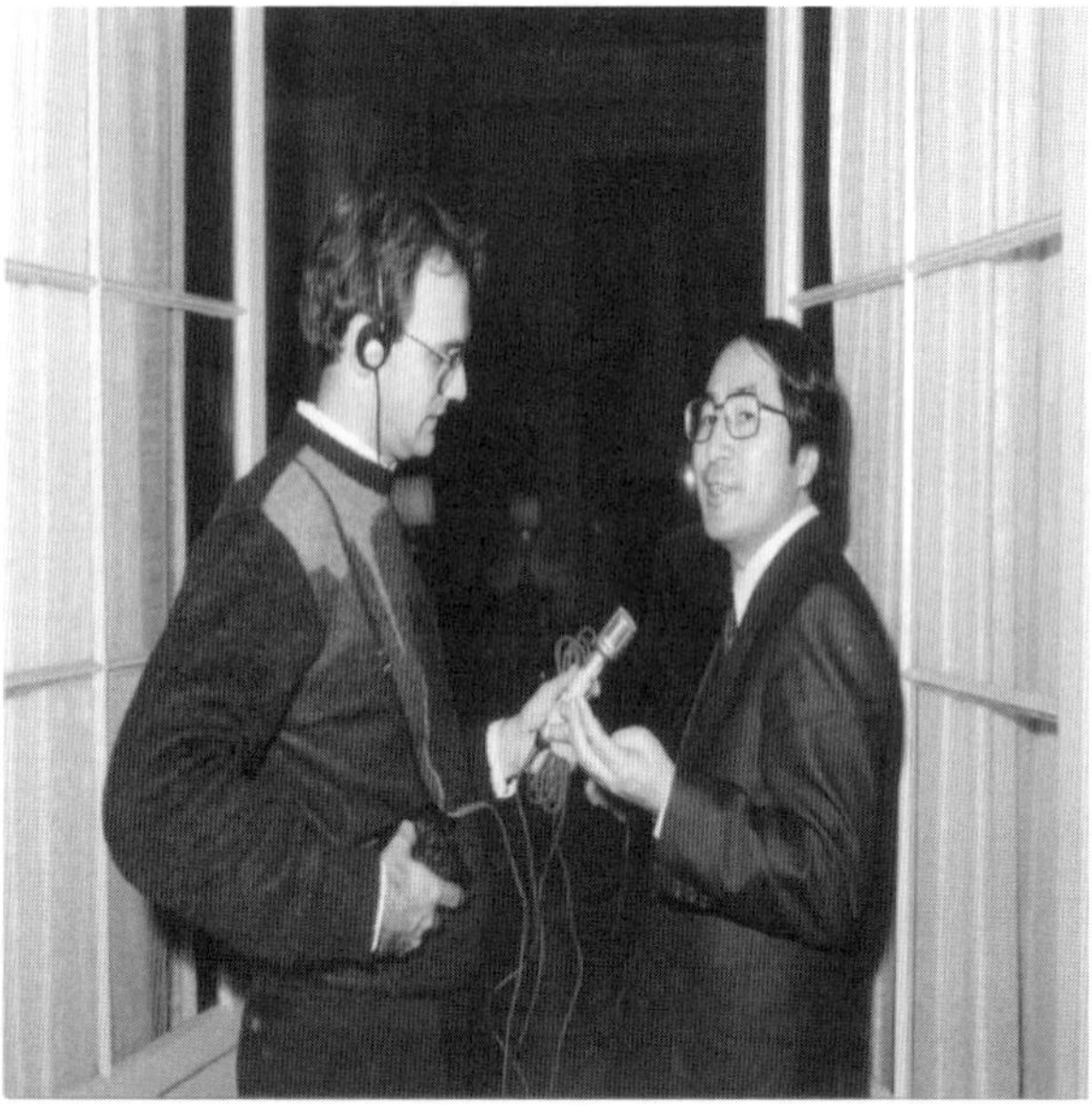

オンタリオ州のテレビ局からインタビューを受ける筆者（右） 南　賢二さん撮影

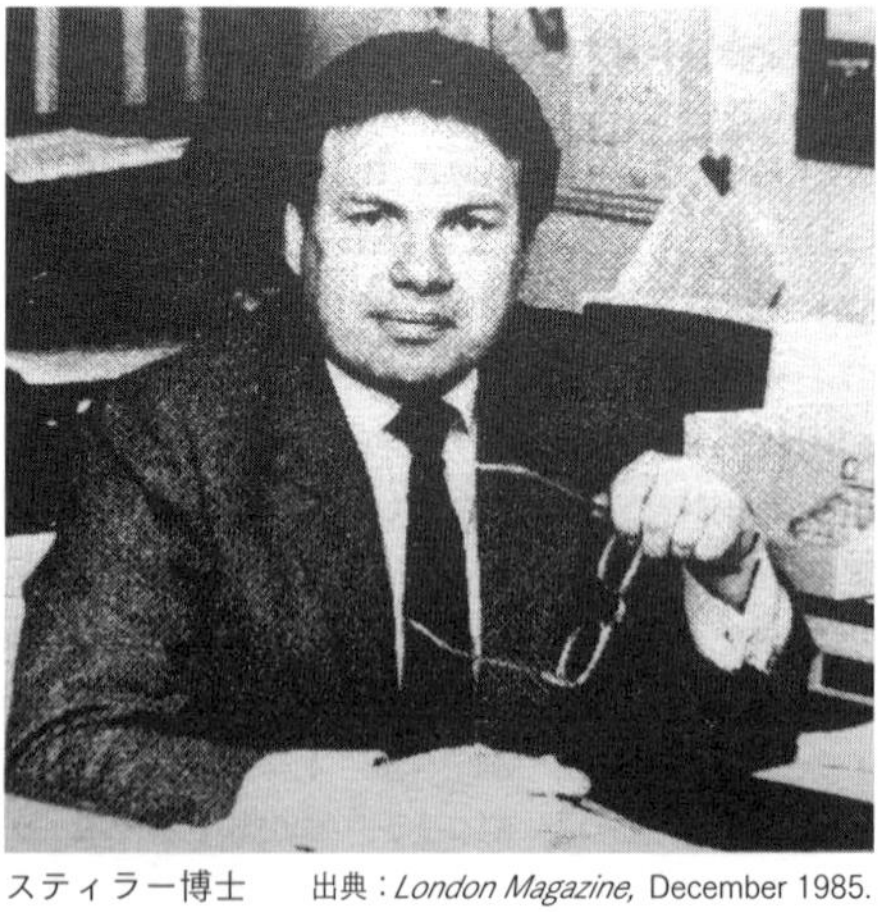

スティラー博士　　出典：*London Magazine,* December 1985.

外へ、死に瀕した日本の患者たちが、一〇〇〇万円近くの手術費用を負担してでも臓器移植に最後の望みを託していた。筆者は、オンタリオ州ロンドン市で取材中に、現地のテレビ局から、「日本は、高度先進医療の国なのになぜ臓器移植を自国で行わないのか」と質問され、返答に窮したことがあったが、心臓や肝臓の移植には、従来の心臓死ではなく、いわゆる脳死状態からの臓器摘出が不可欠であり、日本の移植再開最大の課題はこの脳死問題であることを説明した。しかし、カナダのメディアからの次の質問は、「なぜ脳死を人の死と認めないのか」と続き、日本人の死に対する考え方の背景には、宗教観が影響しているのかとも問われたが、筆者にはこの質問への明確な返答は用意できなかった。

「トランスプラント・インターナショナル」によれば、「西洋世界のほぼすべての既成の宗教権威は臓器提供を容認し、支持している。臓器移植は、これらの宗教の生命維持の伝統とまったく矛盾しない」[5]とのことだが、スティラー博士に対し、筆者はまずウェスタンオンタリオ大学附属病院では、海外からの移植希望者を受け入れているのか聞いてみた。

私たちはこの病院にやってくる、どのような患者さんも、また、どこからの患者さんも受け入れる責任があります。ですから私たちは、どの患者さんでも受け入れます。じゃ、何人か？そうですね。一〇％です。私たちの臓器の一〇％、つまりカナダの臓器の一〇％ということです。外国からこちらへおいでになる患者さんに、一〇％の臓器を提供してもよいと思っています。

なぜなら、私たちには責任があるからです。あなた方は、なぜ一〇%に限るのかとおっしゃるかもしれませんが、私たちはまず、カナダの患者さんのために責任があります。

しかし、決して外国の方を排除するという意味ではありません。あなたの国の人口は、我々の国よりずっと多いですね。もし、私たちが、あなたの国のすべての患者さんを受け入れたら、もちろん、私たちはカナダ人への移植ができないことになります。ですから、私たちは十分、注意しなければならないんです。しかし、我々は受け入れますよ。

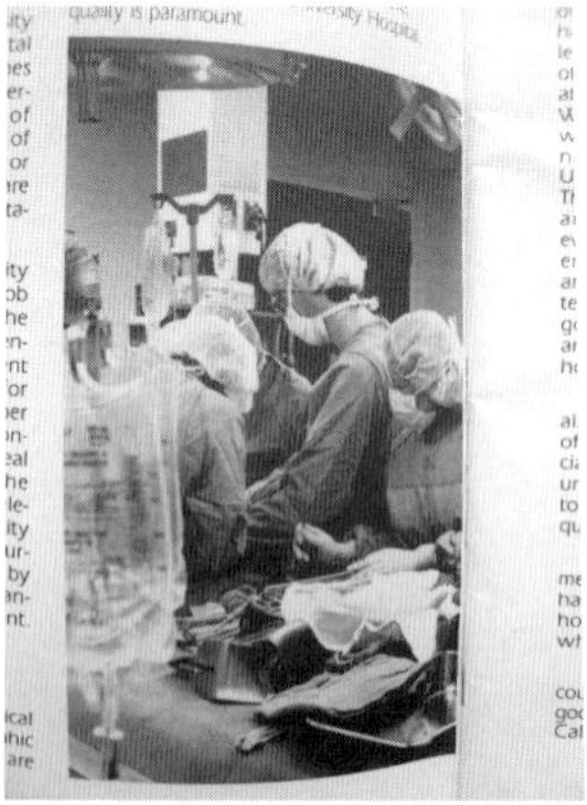

ウェスタンオンタリオ大学附属病院紹介パンフレット

目の前にどっしりと腰かけたスティラー博士は、慎重に言葉を選びながら、「カナダ人の臓器を外国人に与えるかどうか、そこにはとても複雑な感情があるが、目の前に、移植をしないと助からないという外国人が現れたら、それはノーとは言えない」と、医師としての責任を付け加えた。

筆者は、日本からの患者も受け入れてくれるカナダの各病院の姿勢に感謝を述べながら、脳死からの臓器提供が難しい日本人の思想や文化的な背景について、筆者なりの意見を述べようとしたが、スティラー博士は、途中で、筆者の日本の説明を打ち切るかのように口を開いた。

脳死を認めることについて、西洋では、今はもう何ら問題はありません。先日のことですが、我々は脳死の問題について、文化的な視点や、宗教的倫理観に立って各国の考え方の相違について話し合いました。日本からは神道の関係者が出席していましたね。この会議全体で話し合われたのは、まず第一に、脳死を認めることができるかどうかであり、第二に宗教的倫理観から、臓器を人々に提供できるかがテーマでしたが、脳死を認めることでは、誰も異論はありませんでした。しかし、文化的な面では明らかに理解の幅に大きな開きがありました。出席者の中には、心臓が動いていれば、死はまだやってきていないと考える人たちもいました。しかし、カナダやアメリカでは、脳が死んでしまえば、魂はもう、あの世へ行ってしまっていると理解されています。そして残された肉体は、単に貝殻のようなものだと考えています。

　死というのは、時間の経過を経ながら次第にやってきます。例えば、皮膚や骨というのは、全部の細胞が死んでしまうまで、数時間から二日間くらいかかります。しかし、皮膚や骨が全部死んでしまうまで、お葬式を待つということはありません。心臓もまた、単に肉体の一つの部分なのです。そして一番大切なことは、脳で物事を考え、脳で身体をコントロールしたり、他人と関わり合い、また神と関わり合うことができるということなのです。脳が死ぬ時、死が受け入れられます。

　カナダでは法律的に死というものを定めていません。簡単にいいますと、死は医師が決めることです。脳死か心臓死かという分け方ではなく、それは医師が決めた死ということだけなのです。カナダのある州では、法律上、脳死を二人の医師で決めるとしているところもあります。脳死はもちろん、検査に基づき決定されます。脳死が判定されたあと、命がよみがえるということはありません。ここが重要なんです。

スティラー博士は、いのちの終わりという厳粛な問題について、脳死という視点に立つべきと筆者に語りながら、次のように続けた。

さて、私が話し合った中で、とても印象に残っていることがあります。いくら、宗教的、文化的な違いはあるにしても、我々は全く一人だけ、あるいは一つの国だけで生きていくということはできないのです。我々にとって日本の宗教、文化も世界全体の中の一つの環境なんです。「いのち」というのは、ずっと続いていくんです。全体の環境の中で、我々は大なり小なり、助け合っていく必要があります。

肉体が役にたたなくなった時、腐るまで放っておくのではなくて、「いのち」へ戻してやる。つまり生命の流れに帰すことができるのです。このような考えは、私にとって、臓器移植へ向かう大きな理由になります。この考えは、日本の文化の中でも臓器移植を受け入れる理由になるんじゃないでしょうか。

私、ちょっと名前は憶えておりませんが、日本のある偉大な哲学者が「人は亡くなって仏になったり、灰になるのではなく、もう一度生命の流れに帰してやり、環境や命の連続性の中に戻してやることができる」と言いました。この思想は、二〇世紀では、まさに臓器移植に相当するものだと、私は考えるんです。臓器が腐ってしまうよりも命の流れに戻すということです。この考え方は、日本でも理解してもらえるのではないでしょうか。

Shinran

スティラー博士はこう言いながら、やおら立ち上がって、教授室の書籍棚を探り、一冊の大部な書籍を持ち出してきた。真白い表紙に『Shinran』とあった。

スティラー博士は、この書籍を丁寧にめくりながら、ゆっくりと話を継いだ。

ああ、親鸞《しんらん》でした。浄土真宗の祖である親鸞は、死に際して、弟子たちにこう言いました。「私が死んだら、私の肉体を鴨川《かもがわ》に流してほしい。そうすれば魚たちが、私の肉体を糧にすることができる。肉体に愛着はない。一生は環境からもらったものである。いただいた動物や野菜、吸った空気、そして生涯を通じての師の偉大な教えが、私の人生を支えてくれた。少なくとも死に際して、私がいただいたすべてのものに感謝して、自分の肉体を与えなければならない」。しかし、親鸞の弟子たちは、もちろん彼の最後の指示に従いませんでした。これは文化的要素からでしょうかね。

親鸞の肉体は火葬にされ、遺骨は日本のあちこちに葬られました。しかし、親鸞の思想は命の流れへの貢献という考え方と何ら変わるものではなく、自分の肉体を命の流れに戻すために、川へ投げ入れることを望んだのです。この考えは、二〇世紀では、臓器移植につながるものです。

筆者は、親鸞の思想について滔々《とうとう》と語るスティラー博士に驚きながらも、臓器移植を考えるうえでの文化的背景として宗教界の意見も聞いてみたいと思った。

浄土真宗と言えば、門徒（信徒のことを浄土真宗では「門徒」と呼ぶ）の総数が、一二〇〇万人を超えているといわれ、また浄土真宗各派の寺院の総数も二万ヵ寺を超える。寺院の総数が七万七〇〇〇ヵ寺なので、およそ二六％が浄土真宗の寺院だということになる。[6]

特に筆者の住む富山県をはじめとする北陸は、「真宗王国」と称される浄土真宗の篤信地域である。宗教的な知識もないまま、スティラー博士の発言に関心を持った筆者は、帰国後、交流のあった社会学者の鶴見和子さん（当時は上智大学教授）にこの意見を紹介したところ、鶴見さんは、比較文明学や宗教学の学者が参加した雑誌『G－TEN』の「特集 続・脳死は『死』か」[7]の座談会で、問題提起した。

「この質問（引用者注：スティラー博士の意見）にどう答えるかということを私は皆さんにもうかがいたいんです。そこで私は仏教の捨身成仏《しゃしんじょうぶつ》ということを考えたんです。仏さまが飢えている虎にわが身を投げて食べさせたというのは、まさにこれなんですね。輪廻《りんね》とか自然環境の中に自分を入れる、ということです。

やはり仏教の思想の中にはそういうものが流れているのではないですかと言われた時に、私たちはどう答えるのか。こういう問題をひとつ出したいと思います」。鶴見さんのこの質問に対し、比較文明学が専門の伊東俊太郎さん（当時は東大教授）は「多少誤解があるのではないか。人間が生命をかえすということは、宇宙の中にまた新しい生命が蘇ってくるということを親鸞は言っているんじゃないと僕は思うわけです。もっといさぎよく死ね、一度宇宙にかえれ、もういちど宇宙的な生命の中で生まれなおしてこい、と親鸞は言っているのであって決して臓器の切り替えなんかをやるのは再生でも何でもないんだということではないでしょうか」と述べている。今から三〇年前のこの座談会でも日本で臓器移植が進まない理由としての死に対する考え方が論議の中心であった。

一方、この座談会で宗教学が専門の松本滋さん（当時は聖心女子大教授）は「心と体を考えますと、まあ精神と体でもいいですが、西欧ではデカルト以来そうでしょうが、考える主体としての心とモノとしての体がはっきり分けられている。日本ではむしろ心身が一体としてとらえられている。私はそれにさらに魂ということもつけ加えたいんですが、魂も心も一つであって、たとえ体が死んでも、それで終わりというのではないという考え方があると思うのです。結局、この世とあの世もなんとなくつながっているという考え方がありますね。これに対して死んでしまえば魂は遠くへいって体はもぬけのカラという文化的な価値観が西洋にはあるんではないかと、私は思うわけです」と述べ、さらに「脳死についてはどこで死を認めるかということがはっきりしない。心臓死ですら、まだ家族にとっては文化的な死ではないということがある。つまり初七日、四九日とあって、だんだん家族と別れていくわけです。だからいわんや心臓が動いている段階で、『死にました』と言われても果たして心情的に受け入れられるのかどうか。簡単には納得できないのではないか。私はそう思うんです」と語った。

三〇年前の座談会のごく一部を紹介したが、この座談会では、スティラー博士の意見に同調する意見は少なかったようだ。

脳死・臓器移植を社会的・文化的に考えるというこの座談会から三〇年を経過した現在でも、脳死をどのような文化に基づいて理解すればいいのか明確でない。

カナダ・ウェスタンオンタリオ大学附属病院のスティラー博士がまさに日本に問うた親鸞の思想の原点にもう一度戻ってみよう。

「私が死んだら、私の肉体を鴨川に流してほしい。そうすれば魚たちが、私の肉体を糧にすることができる」とスティラー博士が筆者に語ったこの親鸞の言葉は、覚如上人《かくにょしょうにん》が記した『改邪鈔《かいじゃしょう》』に次のようにある（漢字は当用漢字に変換して表記）。

> 「某親鸞閉眼《それがししんらんへいがん》せば、賀茂河《かもがは》にいれて魚《うお》に与《あた》ふべし」と云々《うんく》。これ即《すなわ》ち、この肉身《にくしん》を軽《かろ》んじて仏法《ぶっぽう》の信心《しんじん》を本《ほん》とすべき由《よし》をあらはしましますす故《ゆえ》なり。
>
> これをもッて思《おも》ふに、いよ〳〵葬喪《そうそう》を一大事《いちだいじ》とすべきにあらず。もッとも停止《ちゃうじ》すべし。(8)

この言葉の解釈は、もちろん筆者の能力の及ぶと

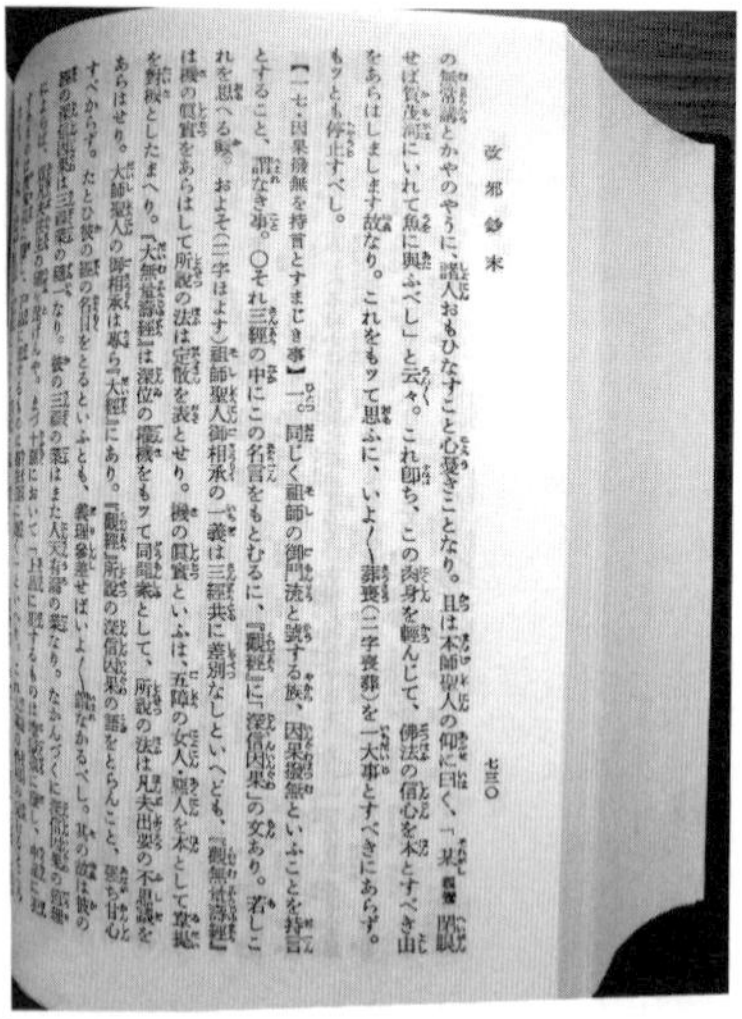
改邪鈔　末　　七三〇
の無常講とかやのやうに、諸人おもひなすこと心憂きことなり。且は本師聖人の仰に曰く、「某親鸞閉眼せば賀茂河にいれて魚に與ふべし」と云々。これ即ち、この肉身を輕んじて、佛法の信心を本とすべき由をあらはしましますなり。これをもッて思ふに、いよ〳〵葬喪(二字喪葬)を一大事とすべきにあらず。もッとも停止すべし。

「改邪鈔」(かいじゃしょう)『真宗聖典』法蔵館　2005年

ころではないので、参考文献の力を借りたり、また宗教者の解説を必須とするが、まず、日本仏教を専攻する石田瑞磨さんの訳出から紹介する。

本師聖人（引用者注：親鸞）の仰せに「わたし『親鸞』が眼を閉じたならば、賀茂川に投げ入れて魚に与えてよい」と言われているが、これはとりもなおさずこの肉体を軽んじて、仏法に対する信心を本としなければならないよしを表しておられるからである。これによって考えるに、ますます葬送を一大事としてはならない。もっともかたく停止しなければならない。(9)

石田さんによれば、『改邪鈔』は、一三三七（建武四）年、覚如上人が六八歳の時に書かれたもので、この書はその名の示すように、極めて積極的な内容を持って書かれたという。

すなわち、「改邪」は、『歎異抄《たんにしょう》』が意図したところに共通するが、「歎異」という消極的な表現に止まらないで、親鸞の教説にもとる異議はすべて邪説と断定して徹底的に批判しようとした意図を語っている、(10)とのことである。

「某親鸞閉眼《それがししんらんへいがん》せば、賀茂河《かもがは》にいれて魚《うお》に与《あた》ふべし」について、最近の解説書では平易な言葉で次のように述べる。

親鸞聖人は常に、「私が死んだら、鴨川へ捨てて、魚に与えよ」と言われ、墓や葬式など、全く問題にされていなかった。それは、焼けば灰になる肉体の後始末より、魂の解決（信心獲得・しんじんぎゃくとく）こそ急がねばならぬという教誡《きょうかい》である。[11]

前記のような文献を筆者なりに受けとめるならば、それは、肉体の葬式などに力を入れることよりも、魂の葬式すなわち信心が最大の解決であり、仏教の死生観からすると、遺体や遺骨を大事にすることが第一義ではなく、仏法の真実の教えに目覚めていくことこそ、死の本質ととらえるべきということなのだろう。

親鸞聖人の教えから導きだされる臓器移植への考え方について、仏教者は具体的にどのように考えているのかを知りたいと思い、筆者は、二〇一九年二月、富山県氷見市の浄土真宗本願寺派光照寺の先住《せんじゅう》で詩人でもある冨樫《とがし》行慶《ゆきよし》さんを訪ねた。

冨樫さんの意見は明快であった。「仏教界ではもちろん、いろんな意見はありますが、私は僧侶として慈悲の考えに立てば、人のために自らの身体を捧げることは尊いことであると思います。親鸞聖人もそのようにおっしゃっておられます。『改邪鈔』における親鸞聖人の教えは、肉体の死というものは問題とせず、必要なのは信心のみであることを教えています。『歎異抄』でも親鸞聖人は『我々は過去世において父母であり兄弟だったので、亡き父母のために

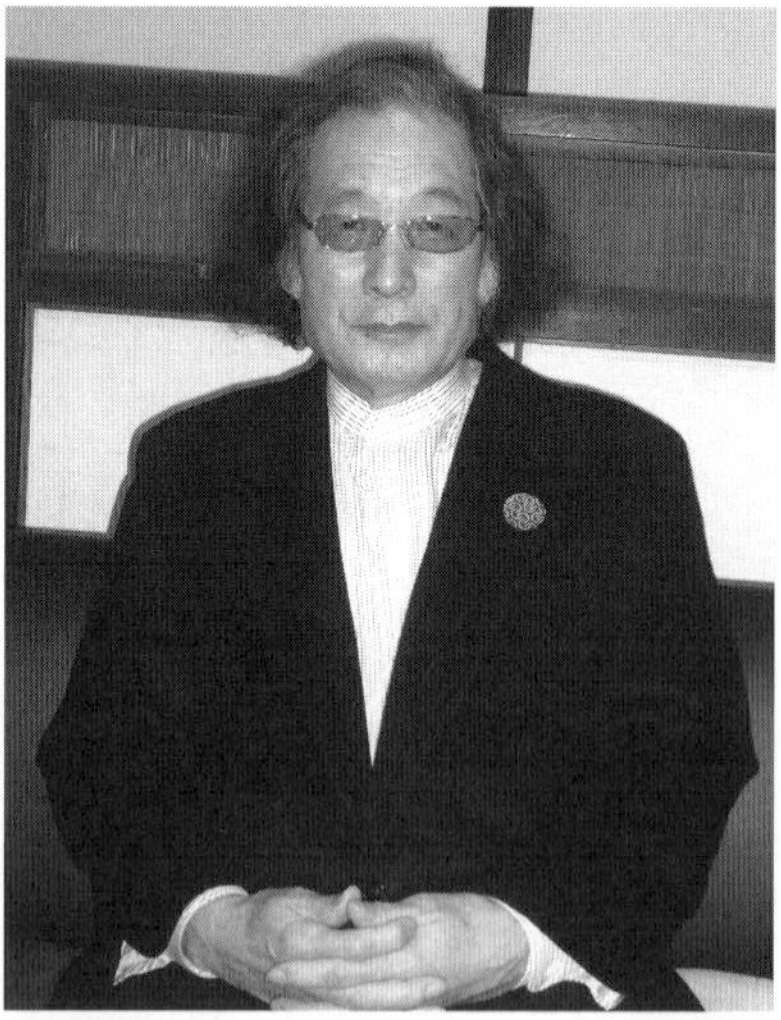

冨樫行慶さん　筆者撮影

追善供養をしたことはない、すべての生きとし生けるものを救わねばならない』と述べておられます。これは臓器移植を肯定している考えで、自らの肉体が人様に役だってほしいというのは当然です。肉体が焼却される前に他者に命が継承されるならそれほど尊いことはありません」と話した。かつて一九八〇年代から九〇年代にかけて日本の宗教界では、脳死をめぐる議論が活発であったが、冨樫さんによれば、最近、脳死や臓器移植に関することはほとんど話題になることはないという。

文化人類学者の考察

前述したようにカナダのスティラー博士は「カナダやアメリカでは、脳が死んでしまえば、魂はもう、あの世へ行ってしまっていると理解される。そして残された肉体は、単に貝殻のようなものだと考えている」と語っているが、日本では、死というものを肉体のみに関わるものとしてとらえるのではなく、魂を含めて心身一体と考える人が多いのだろうか。

ただ、こうした生命観や死生観の違いだけを日本で脳死からの臓器移植が進まない理由にできるかというと、ことはそう簡単ではないであろう。

日本で長い間、「脳死を人間の死」とすることについての議論が続くことに関心を抱いた、スティラー博士と同じカナダ在住の文化人類学者、マーガレット・ロック（Margaret Lock）さんは、脳死の概念が北米（アメリカとカナダ）ではほとんど抵抗なく受け入れられたのに、日本ではなぜそうならないのか、北米と日本の違いを考察する研究を始めた。その研究の成果は『脳死と臓器移植の医療人類学[12]』という膨大な文献にまとめられた。

欧米とは死の受け止め方が異なる日本では脳死問題は、単に科学的な正確さや個人の死の問題ではない。日本人にとっては、死は瞬間の出来事ではなくプロセスなのである。さらに認識能力の有無は、多くの人々にとっては二義的なものでしかない。生物学的な生命が残っていれば、たとえ意識が不可逆的に失われていても、その人間は死んではいないのである。

日本人にとってもっとも重要なことは、死は肉体の消滅以上のものだということである。それは何よりも、親族その他多くの人々に関わる社会的出来事なのである。医学的に死が確認されても、家族がその死を受け入れるまでは、人は最終的に死んだことにはならない。そのために日本では、脳死患者を死者として扱うことが非常に困難なのである。さらに、遺体を損なうことに対しても、多くの人が強い抵抗感を抱いている[13]。

『脳死と臓器移植の医療人類学』が発行されたのは今から一五年前であるが、このマーガレット・ロックさんの分析に異議を唱える日本人は今でもそう多くはないと思う。

ただ、一方で、日本人でも、死生観に結びついた伝統文化論とは異なる意見を主張する日本人もいるとして、マーガレット・ロックさんは、『脳死と臓器移植の医療人類学』で、以下のように記述していた。

人々は、移植用の臓器が求められているために、自分たちの命が縮められるのではないかと考える。脳死を人間の死と認めることに抵抗があるのは、主として、人々が医師に対して不信感を抱いているからである。この論者たちは、「テクノロジーの帝国主義」を非難し、同時に、脳死に関する科学的言説の正確さに疑義を呈する。

そのような懸念を示すのは日本人だけではないが、ヨーロッパや北米でそれを問題にするのは、ごく少数でしかない。その他の人々―多数の医師たちと移植を待ちわびている人々―は、日本では移植技術の恩恵に自由に浴せないことを嘆く。(14)

マーガレット・ロックさんによるこのような分析がなされてからすでに一五年が過ぎた。死生観なのか、それとも医療不信なのか、日本では、理由も不明なままに、さまざまな立場の人がさまざまな意見を述べて、「脳死」に対する社会的合意が得られたとは言えない中、「和田移植」から半世紀が過ぎた。

マーガレット・ロックさんと同じ文化人類学者である山崎吾郎さんは、「日本の臓器移植法の制定にとって、日本人の死生観や身体観といった論拠が果たした役割は決して小さくなかった」(15)と述べ、次のように説明する。

臓器移植法の制定過程でなされた議論において、こうした文化論的な論拠やその正当性は、欧米の死の基準に追従する「推進派」に対して「慎重派」と呼ばれる立場を形成する動きに結びついていく。一九九七年の法律に「脳死＝死」の代わりに「脳死した者の身体」という独特な表現が採用されるようになるうえで、「慎重派」の果たした役割は極めて大きかったのである。[16]

一九九七年以降も脳死に関する論争は続いた。筆者も仏教関係者の著書や論文を読む機会はあったが、冨樫さんのインタビューにもあったように、脳死や臓器移植に対する仏教関係者の声はさまざまで、日本人大多数の声として形成される死生観に集約されることはなかったように思う。本書ではこうした議論を紹介する紙幅はないが、少なくともスティラー博士やマーガレット・ロックさんら外国人による日本人への問いに明確に答えることのできる段階には至らなかった。つまり、日本で脳死からの臓器移植が進まない理由としてあげられてきた日本特有の伝統的な死生観は、そのことによって、「脳死からの臓器移植批判」という社会的合意に結びつくほどにはならなかった。

そして、第二章でみたように、一定の「慎重派」からの批判はあったが、一九九七年以前のような大きな論争を巻き起こすまでに至らず、改正臓器移植法では「脳死を人の死」と規定した。筆者はこの時点が、日本の臓器移植医療をどうしていくかの大きなターニングポイントになったと考える。もちろん、ここに至るまで、医学のみならず、宗教界、メディアなどが立場を超えて、脳死・臓器移植についての論議を重ねてきたことは評価できるが、スティラー博士の発言にあったように「いくら、宗教的、文化的な違いはあるにしても、我々は全く一人だけ、あるいは一つの国だけで生きていくということはできないのです。我々にとって日本の宗教、文化も世界全体の中の一つの環境なんです」

という言葉には、グローバルな空間と時代に生きる現代医療の原点が見えてくるのである。

山崎吾郎さんも「日本の特殊性や文化的な特性によって臓器移植医療の実践を理解したり、これを批判することは、少なくとも現在の臓器移植を理解するうえでその妥当性を失っている[17]」と述べている。

この国の水面下では、まだまだ「脳死・臓器移植」に対して疑問を呈する声はあることは承知しているが、現実を直視すれば、臓器移植医療は、劇的ではないにしてもゆっくりと社会の理解を得てきていると言えるのではないか。脳死・臓器移植に対し、一九八〇年代に激しい議論が沸騰した「脳死論争」という「いのちへの問い」は、日常の一部となりつつある臓器移植が、この国で今後どのように社会の信頼を得ていくのかという、あらたな「いのちへの問い」となっているのである。

引用文献

（1）Barbara Novak, "The Gift Of Life", *London Magazine*, December 1985.
（2）Barbara Novak, "The Gift Of Life", *London Magazine*, December 1985.
（3）*Making Your Decision About Organ Donation*, Transplant International, 1988.
（4）*Making Your Decision About Organ Donation*, Transplant International, 1988.
（5）Barbara Novak, "The Gift Of Life", *London Magazine*, December 1985.
（6）島田裕巳『浄土真宗はなぜ日本でいちばん多いのか』幻冬舎、二〇一二
（7）「特集続・脳死は『死』か」『G‐TEN』三七号、天理やまと文化会議事務局、一九八八

（8）「改邪鈔」柏原祐由編『真宗聖典』法蔵館、二〇〇五
（9）『改邪鈔』訳・石田瑞磨『歎異抄・執持鈔』平凡社、一九九四
（10）『改邪鈔』訳・石田瑞磨『歎異抄・執持鈔』平凡社、一九九四
（11）伊藤健太郎・仙波芳一『親鸞聖人を学ぶ』一万年堂出版、二〇一五
（12）Margaret Lock『脳死と臓器移植の医療人類学』みすず書房、二〇〇四
（13）Margaret Lock『脳死と臓器移植の医療人類学』みすず書房、二〇〇四
（14）Margaret Lock『脳死と臓器移植の医療人類学』みすず書房、二〇〇四
（15）山崎吾郎『臓器移植の人類学』世界思想社、二〇一五
（16）山崎吾郎『臓器移植の人類学』世界思想社、二〇一五
（17）山崎吾郎『臓器移植の人類学』世界思想社、二〇一五

参考文献

一、須藤正親ほか『なぜ日本では臓器移植が難しいのか』東海大学出版会、一九九九
二、渡辺和子「脳死・臓器移植論議における『日本人』と『欧米人』の死生観」
https://toyoeiwa.repo.nii.ac.jp/?action=pages_view_main&active_action=repository_view_main_item_detail&item_id=504&item_no=1&page_id=13&block_id=17　取得日　二〇一九年一月一日

第五章　臓器移植のこれから

臓器移植に関する世論調査

世界的にみても独特の歴史を歩んでいる日本の臓器移植にとって、二〇一九年という現在はどのような位置にあるのだろうか。一九九七年の臓器移植法施行から二二年を経過しているが、一九九九年、臓器移植法施行後、初の脳死ドナーからの臓器移植実施からは二〇年という節目になる。また、二〇〇九年の改正臓器移植法の成立・公布から一〇年になる。この間、日本人の脳死・臓器移植への意識に変化はあったのだろうか。

移植医療に関する比較的新しい調査として、二〇一七年八月～九月にかけて内閣府が実施した「移植医療に関する世論調査[1]」結果がある。さまざまな課題が山積する日本の移植医療に対する国民の意識を知る一つの指標となるので、概略を見ていきたい。

この調査は、全国一八歳以上の日本国籍を有する人、三〇〇〇人を対象にしたもので、このうち有効回収数は一九一一人（回収率六三・七％）となっている。なお、前回調査は、二〇一三年に行われたので、その結果も随時、参考までに記述するが、二〇一六年から調査対象者の年齢を一八歳以上に引き下げているため、二〇歳以上を対象としていた前回調査までと単純に比較はできないが、全国的な意識の変化として参考にしていただきたい。この調査は脳死による臓器移植だけではなく、広く心臓死も含めての移植としていることに注意が必要である。

まず、臓器移植制度についての関心から見ると、臓器移植そのものに関心があるか聞いたところ、

「関心がある」と答えた人五六・四％、「関心がない」と答えた人四三・六％となっており、前回、二〇一三年調査の「関心がある」五七・八％、「関心がない」四二・二％と比較するとそれほど大きな変化がないが、細かく言えば、「関心がある」がわずかに減り、「関心がない」が若干増えているといえる。

　性別で見ると、「関心がある」は女性で、「関心がない」は男性で、それぞれ高くなっている。年齢別で見ると、「関心がある」は四〇歳代で、「関心がない」は七〇歳以上で、それぞれ高くなっている。

　次になぜ、臓器移植に関心を持つようになったのか、臓器移植に関心のある理由について尋ねている。臓器移植に「関心がある」と答えた人（一〇七八人）に、臓器移植に関心を持った理由は何か聞いたところ、「テレビ・ラジオで話題になっているから」が五七・〇％と最も高く、以下、「新聞・雑誌で話題になっているから」三七・六％、「保険証や免許証の裏に意思表示欄があったから」三一・六％などである（複数回答、上位三項目）。性別に見ると、「テレビ・ラジオで話題になっているから」を挙げた割合が女性で多い。

　年齢別では「新聞・雑誌で話題になっているから」が六〇歳代、七〇歳以上で、「保険証や免許証の裏に意思表示欄があったから」が一八〜二九歳と四〇歳代で、それぞれ高くなっている。

　やはり、臓器移植に関心を持つきっかけは「メディアを通じて」が最も多くなっている。臓器移植ではないが、二〇一九年二月、二〇一八年ジャカルタ・アジア大会で大会最多の六個の金メダルを獲得し、最優秀選手に選ばれた競泳女子の池《いけ》江《え》璃《り》花《か》子《こ》選手が自ら白血病を公表した際は、多くのメディアが大々的に取り上げた。このニュースが伝えられると、白血病などの患者への骨髄移植への関心が

臓器移植に対する関心度

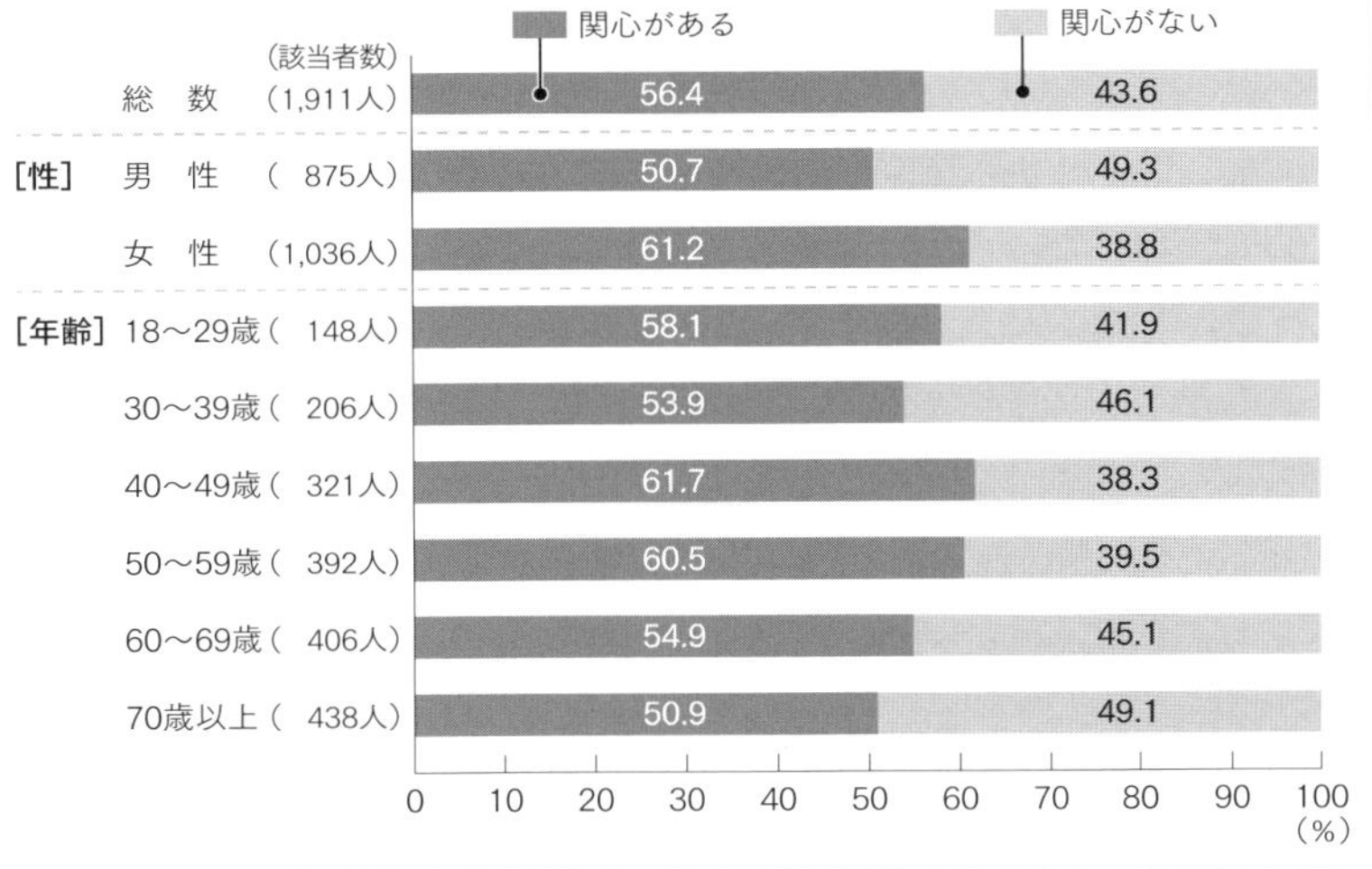

出典：内閣府資料2017

臓器移植に関心のある理由

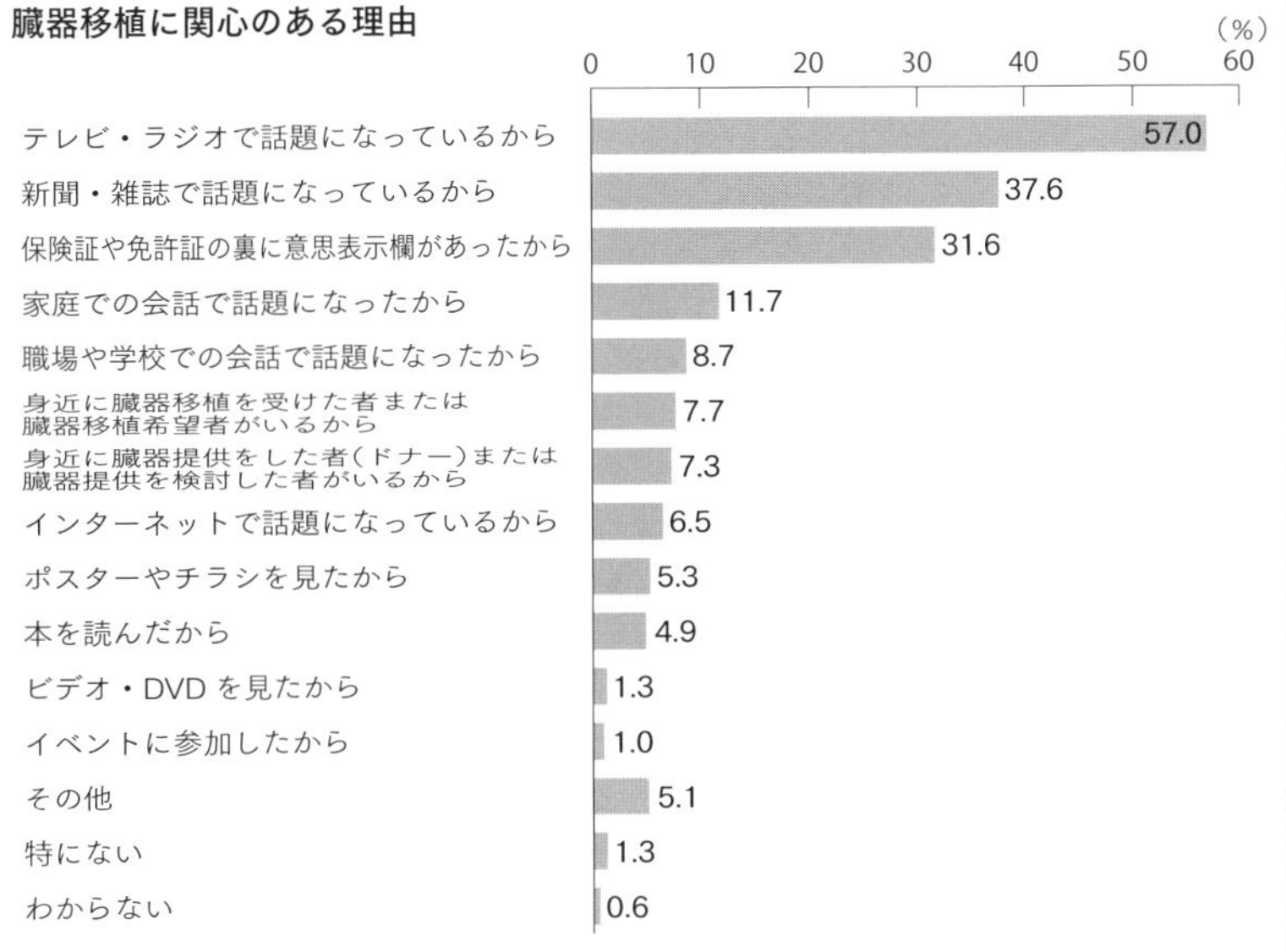

出典：内閣府資料2017

一挙に高まり、骨髄バンクへの登録が広まっている。メディアが臓器移植の問題を今後どのように報じるのか、臓器移植の関心度と無縁ではない。

さらに臓器移植への関心とも関連すると思われるので、「臓器提供に関する家族との共有について」の調査結果を紹介する。質問項目は「家族と臓器移植の話をしたことがあるか」となっている。これまでに、ご家族や親しい方のうちどなたかと臓器提供や臓器移植について話をしたことがあるか聞いたところ、「話をしたことがある」が三五・四％、「話をしたことがない」が六四・二％である。性別で見ると、「話をしたことがある」は女性で、「話をしたことがない」は男性で、それぞれ高い。年齢別では、「話をしたことがある」が四〇歳代で、「話をしたことがない」は七〇歳以上で、それぞれ高い。

一方、関心の度合いを具体的に知るうえで、「臓器提供に関する意思表示方法の認知度」についても調査している。

まず、臓器を提供する・しないについての意思表示をすることができる方法を知っていたか聞いたところ、「医療保険の被保険者証の裏面の臓器提供意思表示欄」は五〇・二％（前回四三・四％）、「運転免許証の裏面の臓器提供意思表示欄」は五〇・〇％（前回四三・六％）と高く、以下、「臓器提供意思表示カード」三九・一％（前回五四・八％）などである。なお、「いずれも知らなかった」と答えた人の割合が一七・七％（前回二〇・一％）となっている（複数回答、上位三項目）。性別で見ると、「医療保険の被保険者証の裏面の臓器提供意思表示欄」、「臓器提供意思表示カード」は女性で、「運転免許証の裏面の臓器提供意思表示欄」は男性で、それぞれ高い。

家族と臓器移植の話をしたことがあるか

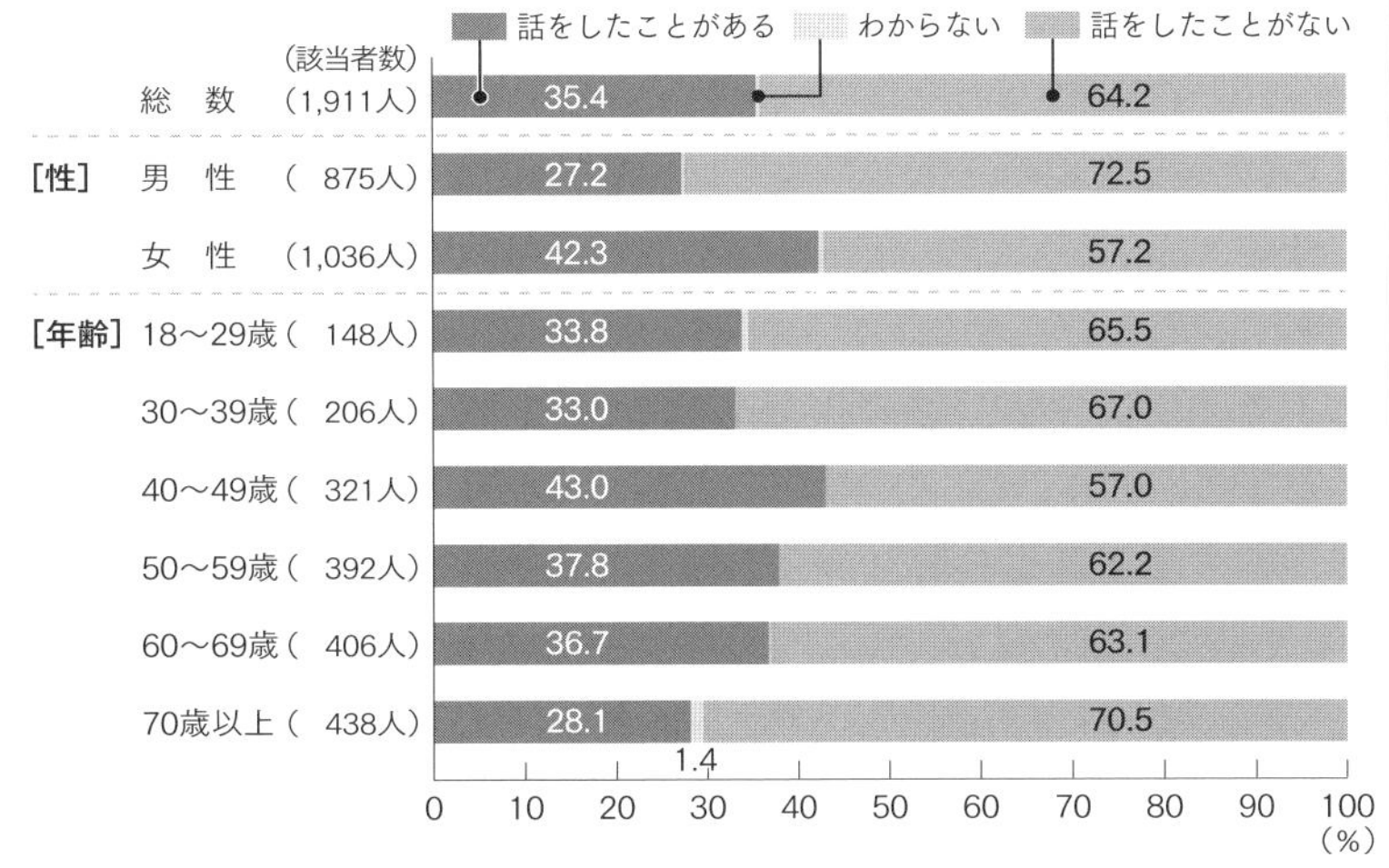

出典：内閣府資料2017

臓器提供に関する意思表示方法の認知度

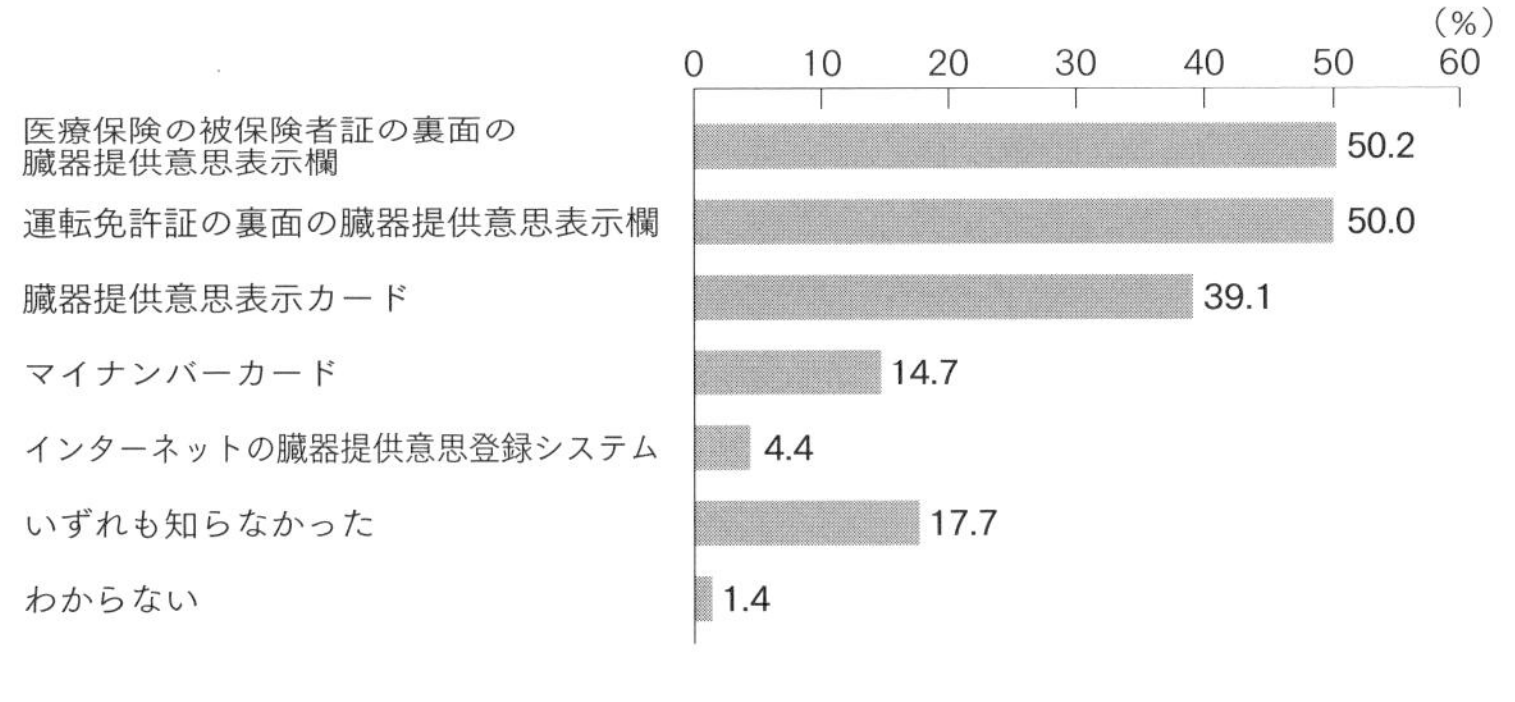

出典：内閣府資料2017

次に「臓器提供の意思の記入状況」についての設問である。臓器を提供する・しないといった意思を、いずれかの方法で記入しているか聞いたところ、「記入している」一二・七%（前回一二・六%）、「記入していない」八五・二（前回八五・一%）%で前回と今回では大差なく、「記入している」人があまり増えていないのが気になる。性別の差はほとんどない。ただ、年齢別では、「記入している」は三〇歳代（二三・八%）、四〇歳代（一七・八%）、一八〜二九歳（一七・六%）の順で高く年齢の若い層に記入者が多いのは臓器提供について自らの意思を明らかにしようとする若い層が増加していると理解してもいいのではないか。「記入していない」は六〇歳代、七〇歳以上で、それぞれ高い。

さらに、臓器を提供する・しないといった意思を「記入していない」と答えた人（一六二九人）に理由を聞いたところ、「自分の意思が決まらないからあるいは後で記入しようと思っていたから」が二五・四%と最も高く、以下、「臓器提供や臓器移植に抵抗感があるから」一九・九%、「臓器提供には関心がないから」一七・〇%などである（複数回答、上位三項目）。「自分の意思が決まらないからあるいは後で記入しようと思っていたから」が高いのは女性で、「臓器提供には関心がないから」は男性で高い。

次は、具体的な臓器提供に対する意識についての調査結果（一四三頁参照）である。仮に、自分が脳死と判定された場合または自分の心臓が停止し死亡と判断された場合に、臓器提供をしたいと思うか聞いたところ、「提供したい」四一・九%（「提供したい」一九・七%＋「どちらかといえば提供したい」二二・二%）、「どちらともいえない」三三・一%、「提供したくない」二一・六%（「どちらかといえば提供したくない」七・〇%＋「提供したくない」一四・五%）となっている。

臓器提供の意思の記入状況

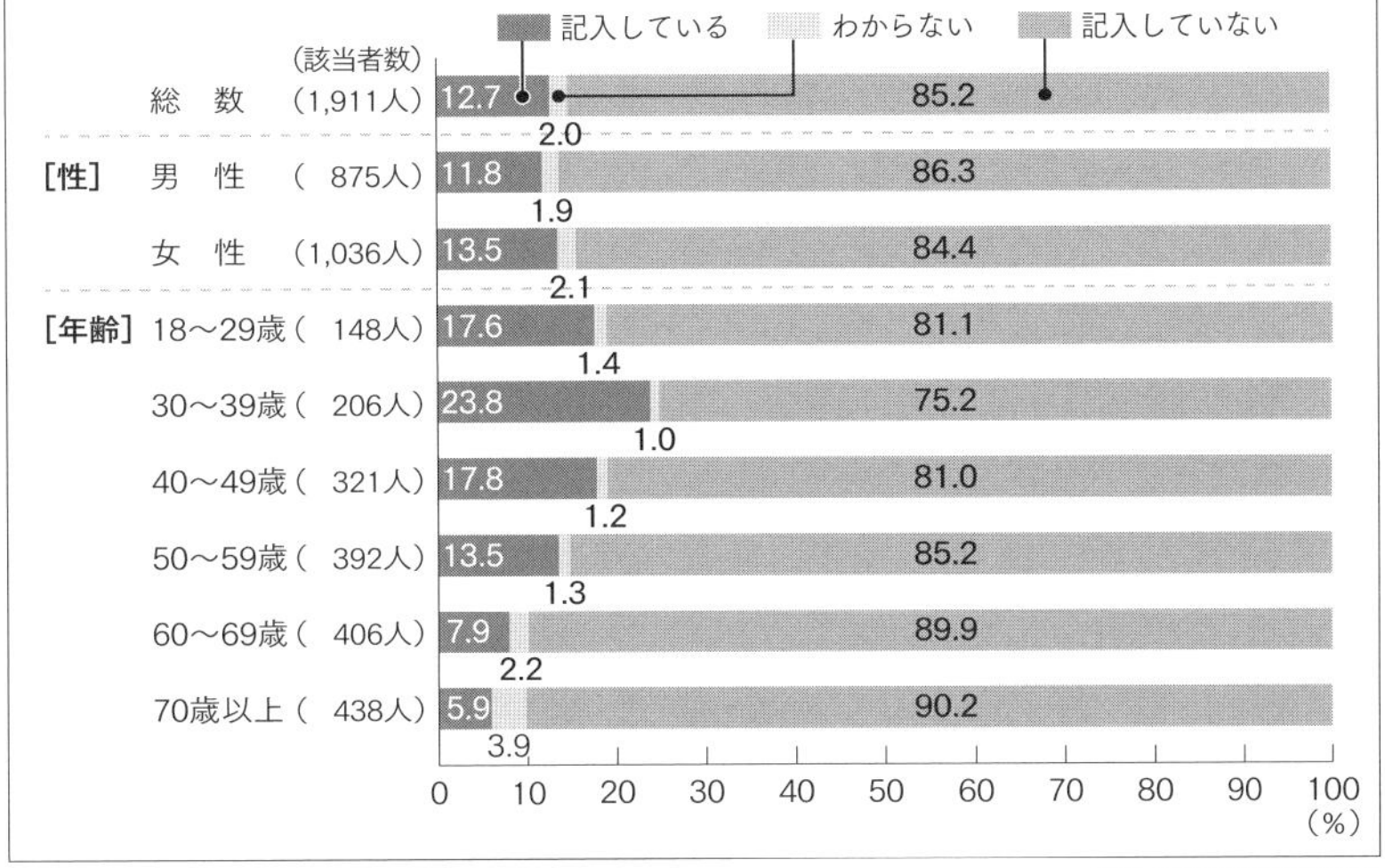

出典：内閣府資料2017

臓器提供の意思を記入していない理由

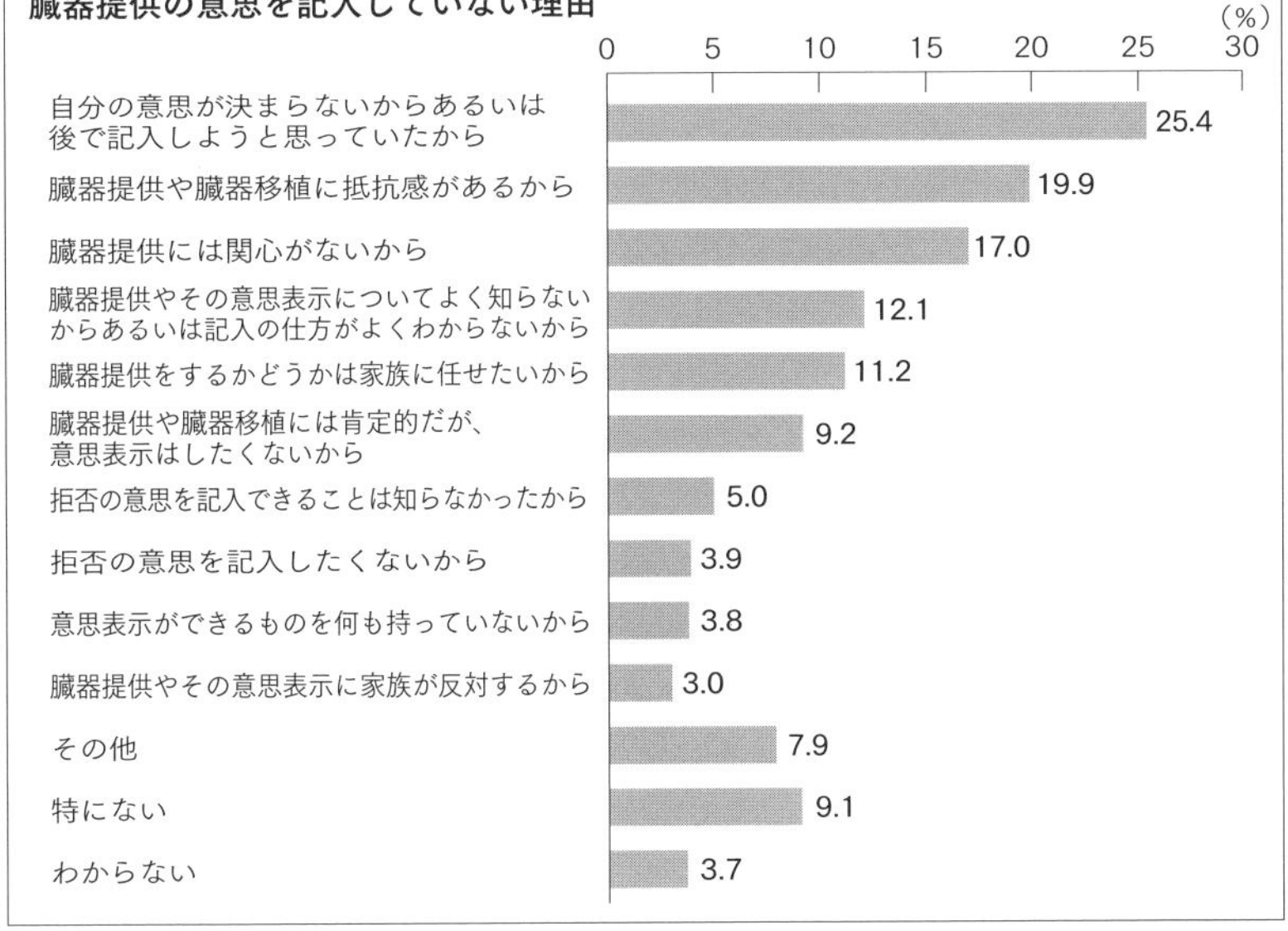

出典：内閣府資料2017

年齢別で見ると、臓器を提供する意思に、大きな年代差があることが明確である。「提供したい」は一八〜二九歳では、六九・六％（「提供したい」二七・〇％＋「どちらかといえば提供したい」四二・六％）とおよそ七割が「提供したい」と答えているには、驚く。四〇歳代でも「提供したい」は、五二・三％（「提供したい」二五・五％「どちらかといえば提供したい二六・八％」）と半数以上である。また三〇歳代でも「提供したい」は四九・六％（「提供したい」二〇・九％、「どちらかといえば提供したい」二八・二％）とおよそ半数である。「提供したくない」は六〇歳代、七〇歳以上で、それぞれ高い。いずれにしても、一〇代、二〇代の臓器提供への意思は、相当な変化であると言わざるを得ない。

本人ではなく、家族の場合はどうだろうか。仮に、家族の誰かが脳死と判定された場合または心臓が停止し死亡と判断された場合に、本人が臓器提供の意思を書面によって表示をしていた場合、その意思を尊重するか聞いたところ、「尊重する」八七・四％（「尊重する」五九・五％＋「たぶん尊重する」二七・九％）、「尊重しない」八・三％（「たぶん尊重しない」五・〇％＋「尊重しない」三・二％）となっており、年代による大きな差はなく、意思が書面で表示されていた場合は、それを「尊重する」ことでは、ほぼ一致している。

最後に、家族が脳死または心停止下で提供の意思表示をしていなかった場合の対応についてである。仮に、家族の誰かが脳死と判定された場合または心臓が停止し死亡と判断された場合に、本人が臓器提供について何も意思表示をしていなかった場合、臓器提供を承諾するかどうかは家族の総意で決まるが、家族の臓器提供を承諾するか聞いたところ、「承諾する」三八・七％（「承諾する」一三・四％＋「たぶん承諾する」二五・三％）、「承諾しない」四九・一％（「たぶん承諾しない」二九・三％＋「承諾しない」一九・

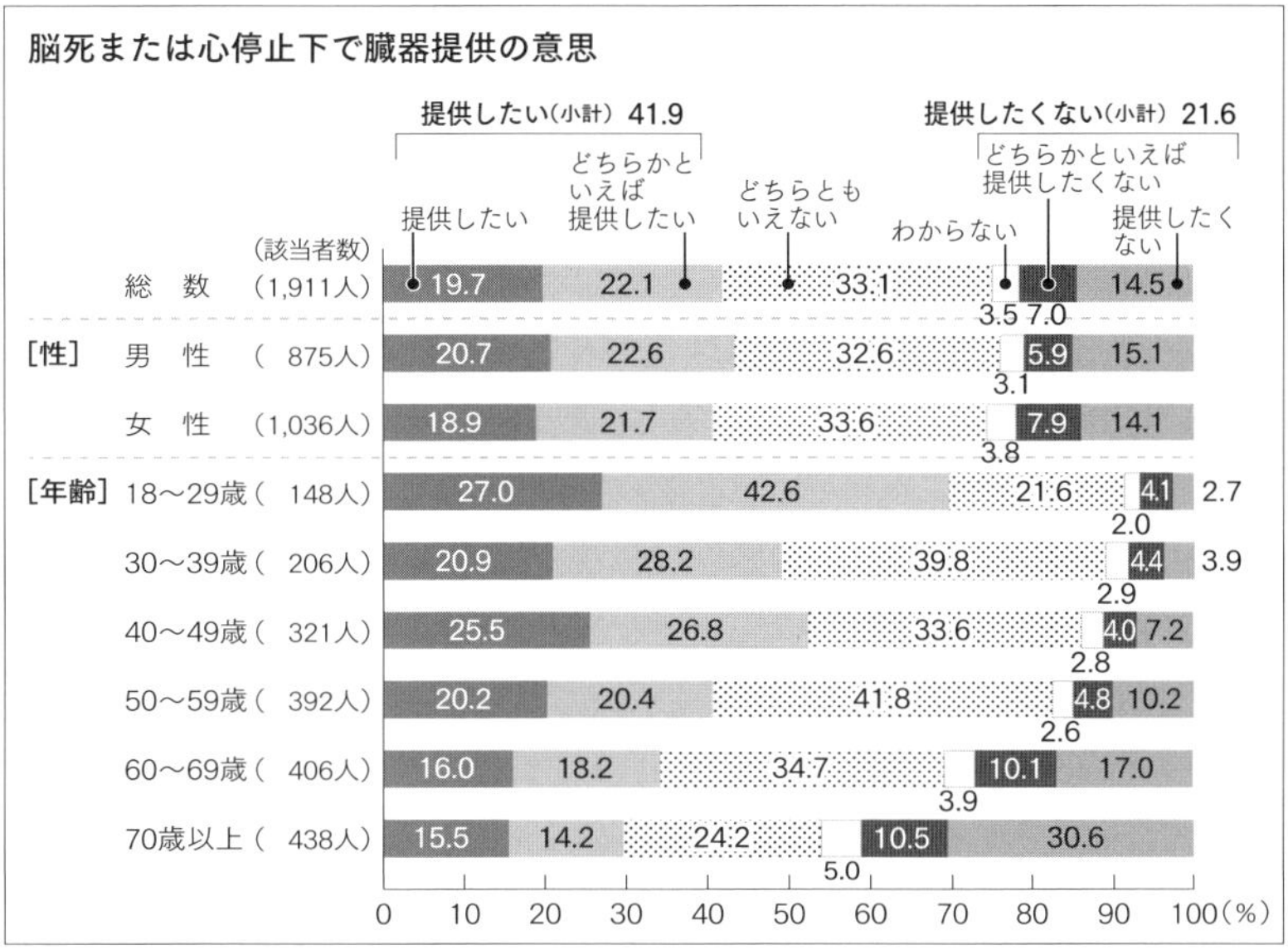

出典：内閣府資料2017

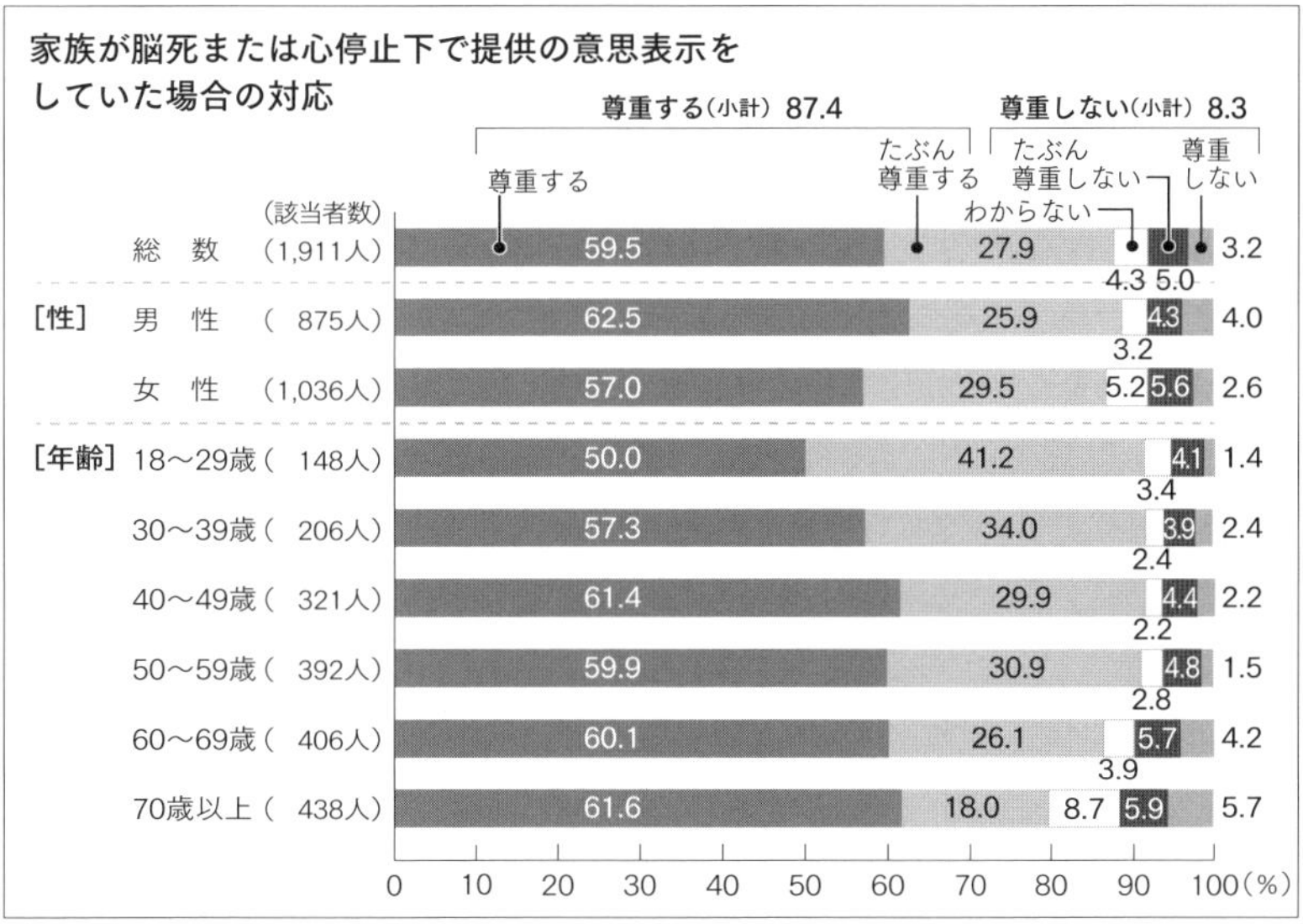

出典：内閣府資料2017

八%）となっている。なお、「わからない」と答えた者の割合が一二・二%となっている。

性別で見ると、「承諾する」は男性で、「承諾しない」は女性で、それぞれ高い。年齢別では、「承諾する」は一八～二九歳と三〇歳代で高くなっているが、これも年代による差はそれほど大きいとは言えない。ただ、筆者がここで注目するのは、本人の意思が示されていない場合の家族の対応は半数近くが「承諾しない」と答えていることである。一つ前の設問では、意思が表示されていた場合、九割近くのほとんどの家族がそれを「尊重する」と答えたのに対し、意思表示がない場合は、圧倒的に「承諾しない」のである。本人の意思表示がない場合、家族は後に「正しい決断をしたのか」と、おそらく気持ちが揺れることもあり、なかなか「承諾する」とは言えないのではないだろうか。

これらの調査結果を単純にまとめると、自ら

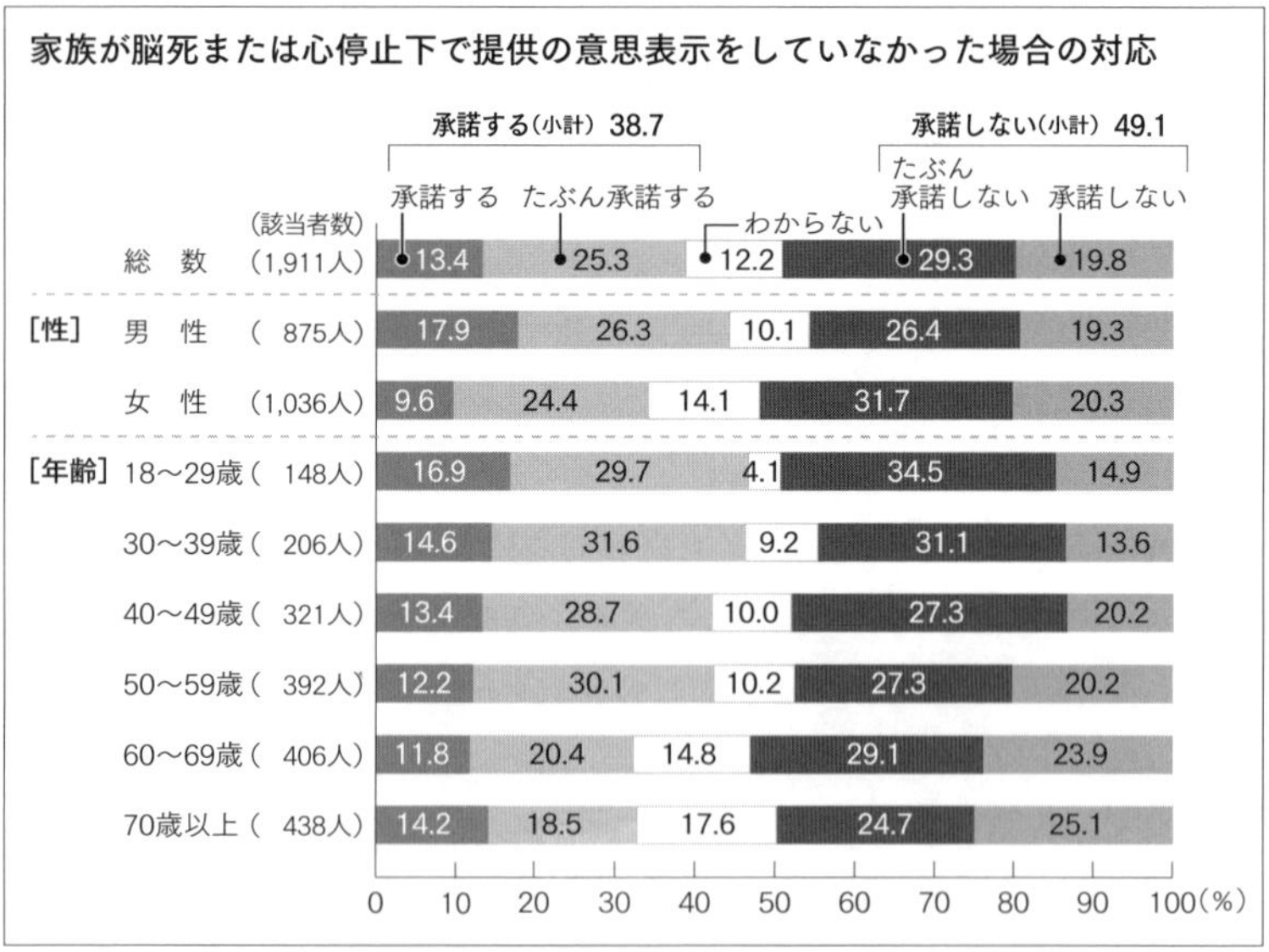

出典：内閣府資料2017

の場合、臓器を「提供したい」と思う人が四割、「提供したくない」と思っている人は二割になる。しかし、「どちらとも言えない」人が三割以上もあることに留意しなければならない。また、九割近くの人が家族の意思を尊重するとしているが、逆に、意思表示がない場合は、臓器提供を認めない人が多いことにも留意する必要がある。また、「臓器提供の意思の記入状況」に関する回答で、健康保険証や運転免許証、臓器提供意思表示カードなどで、「臓器を提供する」という意思表示を行っている人は全体の一二％に留まっているのも事実である。

前述したように、この調査は脳死による臓器移植ではなく、心臓死も含めての移植に関してではあるが、総じて、一〇代から四〇代位まで、若い年齢層に臓器移植への理解がかなり進んでいるといえる。

臓器提供のきっかけとは

それでは、脳死下の臓器提供について、実際に臓器が提供された際のきっかけについてみてみる。次の図にあるように二〇一〇年の改正法施行前では、全体の件数が八六件で、このうち家族の申し出が七八件、医療機関側からの臓器提供選択肢の提示がわずかに五件、本人の意思表示の書面によるものが三件であった。これに対し、二〇一〇年以降の改正法施行後では、件数が四七九件となり、臓器提供選択肢の提示が二七七件と多くなり、家族の申し出が二〇二件となっている。この結果は、改正法施行前に比べて医療機関側の脳死・臓器移植に対する対応が大きく変化してきていることを示している。

つまり、先の世論調査では、一般市民の意識で臓器移植への理解が進む一方、この一〇年で医療機関側も、脳死下の臓器提供に具体的に取り組み始めていることがわかる。

本書執筆の原稿締切である二〇一九年四月二五日現在の最新データでは、日本における脳死下の臓器提供総数は六〇〇例となった。この中には、脳死判定後、臓器の提供に至らなかった五例が含まれるが、これらの臓器提供による移植件数の内訳を示しておきたい。

まず、心臓の移植数が四五五件、肺が四六八件、心肺（心臓と肺）同時が三件、肝臓が五一〇件、肝腎（肝臓と腎臓）同時が二〇件、膵臓が六四件、膵腎（膵臓と腎臓）同時が三一三件、腎臓が七四九件、小腸が一七件、計二五九九件となっている。これが日本における脳死からの臓器提供による移植の記録である[2]。

ここで、参考までに、第四章で紹介したカナダ・スティラー博士の発言を思い出してほしい。三〇年前、筆者がス

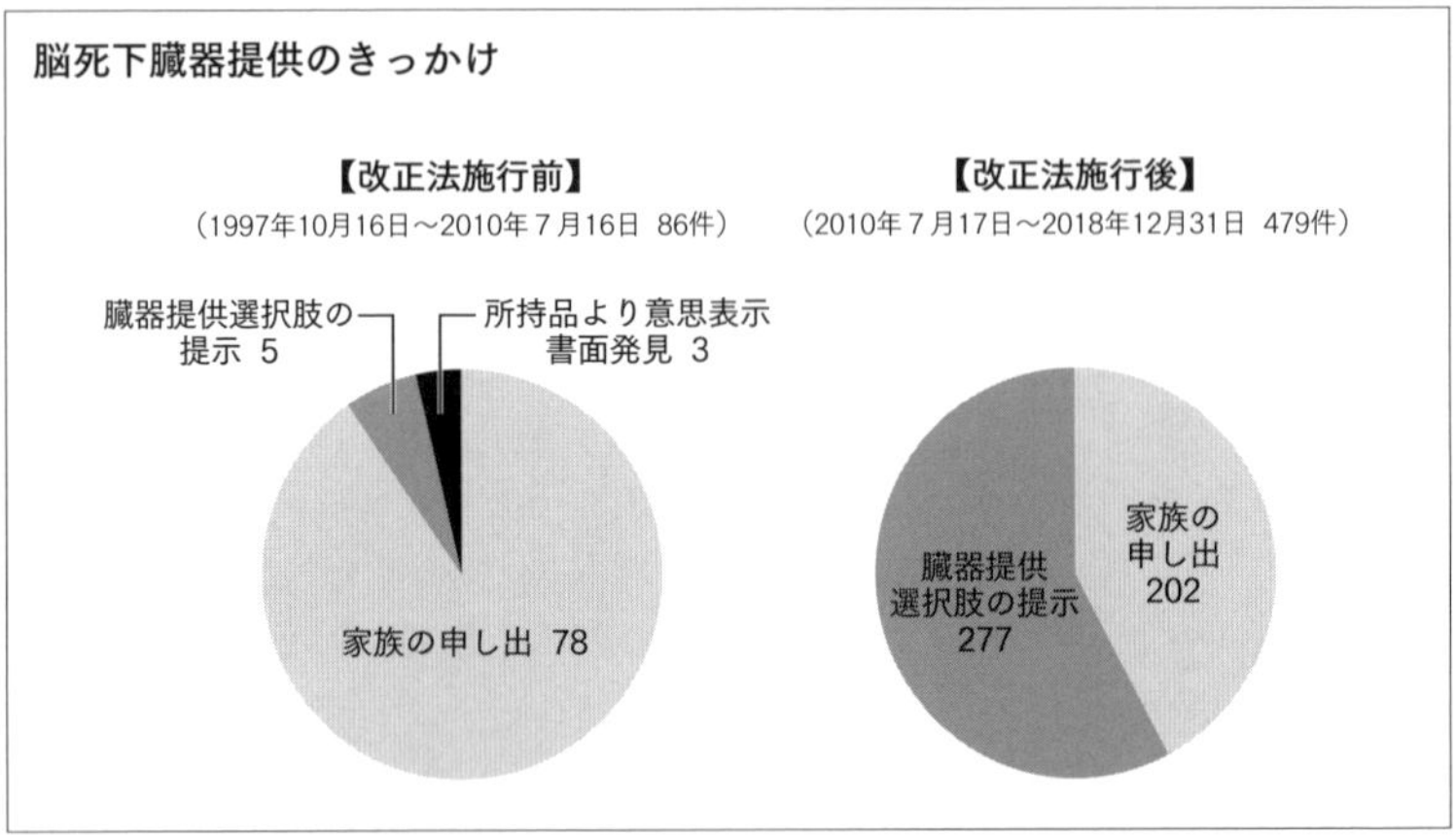

出典：日本臓器移植ネットワーク資料

ティラー博士を訪問した時は、「カナダの医療現場には、まだまだ臓器提供に関するためらいがある」「自らの臓器提供について、運転免許証やドナーカードにサインをしている人は二六％で、多くの人は書面で自分の意思に責任を持つことをしていない」と述べていた。

また、スティラー博士は*London Magazine*のインタビューに答えて次のようにも述べていた。「私の印象では、遺族の私的な悲しみに侵入することへの強烈なためらいは、経験そのものによって消えていきます。私たち全員の魂の中に存在している利他主義が、悲しみの中から呼び覚まされ、無意味な悲劇が、目的を持つ何かに変わる。それが起きた時、自分はこの家族に自分たちが本当に望むことを表現できるようにさせているのだと気づく。利他主義は例外ではなく、誰もが持っているものです[3]」。

つまり、この言葉は、患者自身あるいは遺族の善意として臓器提供が表現された場合、きちんと受け止め、それに応えなければならないということを意味するものであろう。

実は、二〇一七年のことであるが、衝撃的なニュースが報道されたことがあった。それは、二〇一三年〜二〇一六年の四年間に「移植ネットワーク」へ寄せられた臓器提供への紹介九五四件を調べたところ、患者家族が提供を申し出たのは四五八件であったが、このうち一二件が病院側の都合で移植を断念したという、信じられないような実態が明らかになったのである。その理由としては、マニュアルなどの条件が整っていないことや手術室が空いていないなど、病院側の体制整備が遅れていることがあげられるという[4]。

つまり、これは医療機関側からの臓器提供選択肢の提示以前の問題で、せっかくの臓器提供の機会があったのに、病院側の体制整備の遅れで、患者自身あるいは遺族の善意が生かされなかったことになる。

もちろん、日本では、今もって、脳死・臓器移植に反対の声はあるし、脳死に対する社会的合意が得られていないと主張する人もある。さまざまな意見があっていいと筆者は思う。ただ、どうだろうか、現在の日本で、臓器移植という現代の医療を否定することができるであろうか。少なくとも「いのちとは何か」を問いながら、困難な道ではあるが、移植医療の歴史を歩み始めているのである。

富山県移植コーディネーターの高橋絹代さんは、「日本の臓器提供の基準は極めて選択の幅が大きい。主治医などから臓器提供についての意思確認が行われることを『選択肢の提示』というが、回復不可能、あるいは終末期と診断された患者の最期をどう看取っていくか基本的に患者一人一人が大切にされることが最も大事である。患者さん自身がどうしたいのか、最期までの治療方針をどうするのか、医師と家族との話し合いが大切である。

かつて『何とかしてください』と家族から言われ、『家族が悲しむに違いない』と思い、医師が切り出せなかった『選択肢の提示』をいつ、どのように行うのか、家族への思いやりと医師の情報提供が両輪である。『助からないが、できることはしましょう』ではなく、『助かりません。この先どうしますか』について、医師と家族が、患者の声に寄り添うように話し合う必要がある」と話す。

「移植ネットワーク」の説明は「臓器移植に関する権利」として次のように記述する。

臓器移植に関しては、一人ひとりが四つの権利を持っています。死後に臓器を「提供する」「提供しない」あるいは移植を「受ける」「受けない」という権利であり、どの考え方も等しく尊重されます、死後の臓器提供については、自分で決定できる権利となっていますが、最終的には家族の承諾が必要となるので、家族と話し合い、意思について伝えあっておくことが大切です。(5)

このように、日本の臓器提供の基準は極めて選択の幅が大きい。主治医やコーディネーターなどから臓器提供についての説明を聴くことそれ自体を選択しないことも可能である。

富山大学附属病院で日本初、六歳未満の小児の脳死判定を決意した種市尋宙医師が強調したのも、第一章に記述したように「臓器提供は子どもにとっても終末期における看取りのひとつである。脳死状態になることは誰にでも起こり得ることで、日頃から話しあっておくことが大事だ。『提供したくない』という意思と同じように『提供したい』という意思も大事にされなければならない」ということである。

第三章で紹介した大阪大学附属病院の平将生医師も種市医師の姿勢に共感を覚えるという。「医師の間にはまだまだためらいはあるが、たとえ、重症の小児でも生きている証《あかし》を作る最後のチャンスになるかもしれない。移植を待つ間、学校で友人と一緒に学びたいというのであれば、私も一緒に学校へ行き、闘っている子と一緒に生活もした。学校の友人にもその子のことを知ってもらい、『いのちの授業』を行ったりもした。人工心臓をつけての授業だったが、教室全員の教育だった。そうすることで一歩一歩、臓器移植に対する社会全体の認識が深まっていくのではないか」と平医師は話してくれた。

種市医師も平医師も、日本で脳死・臓器移植が劇的に進まない理由として強調されてきた日本人の死生観、宗教観に関する意見には否定的で、むしろ選択肢提示における的確な情報を可能にする社会環境の充実が、脳死下臓器提供につながると考えている。例えば、最近さらに社会問題としてクローズアップされている虐待への対応も医療機関としての課題だという。一八歳未満の子どもは、家族が臓器提供を申し出ても、虐待を受けた可能性を排除できなければ臓器提供できない。こういった問題も医療機関が臓器移植に前向きになれない理由の一つになる。

臓器提供に対応できる医療施設の整備

臓器移植に関する課題は多い。「はじめに」で脳死についての説明をお願いした本道洋昭医師は、臓器提供に対応できる医療施設や移植施設の整備、そして医療スタッフの充実が必須と述べた。

二〇一九年四月末現在、移植施設については、表にあるように、心臓については一〇施設があり、このうち一一歳未満の小児への心臓移植が可能な施設は、国立研究開発法人国立循環器病研究センター・大阪大学医学部附属病院・東京女子医科大学病院・東京大学医学部附属病院の四施設である。また、肺移植は一〇施設、膵臓移植が一八施設、肝臓移植が二五施設、小腸の移植が一二施設となっている。そのほか、腎臓の移植が可能な施設は全国で約一三五施設ある。

ただ、この国における臓器移植の最大の課題は、臓器移植の前段階にあたる脳死が判定できる、い

移植施設（2019年４月末現在）

＊心肺同時移植可能施設

移植臓器	施設名
心臓（10施設）	国立研究開発法人国立循環器病研究センター（＊）(11歳未満移植可能)
	大阪大学医学部附属病院(＊)(11歳未満移植可能)
	東京女子医科大学病院(11歳未満移値可能)
	東京大学医学部附属病院(11歳未満移植可能)
	東北大学病院(＊)
	九州大学病院
	北海道大学病院
	埼玉医科大学国際医療センター
	名古屋大学医学部附属病院
	千葉大学医学部附属病院
肺（10施設）	岡山大学病院
	京都大学医学部附属病院
	大阪大学医学部附属病院(＊)
	東北大学病院(＊)
	国立研究開発法人国立循環器病研究センター（＊)心肺同時移植のみ
	獨協医科大学病院
	福岡大学病院
	長崎大学病院
	千葉大学医学部附属病院
	東京大学医学部附属病院
膵臓（すべての施設で膵腎同時移植が可能）（18施設）	北海道大学病院
	東北大学病院
	東京女子医科大学病院
	名古屋第二赤十字病院
	大阪大学医学部附属病院
	公立大学法人福島県立医科大学附属病院
	神戸大学医学部附属病院
	広島大学病院
	九州大学病院
	京都府立医科大学附属病院
	独立行政法人国立病院機構千葉東病院
	東京医科大学八王子医療センター
	新潟大学医歯学総合病院
	藤田医科大学病院
	香川大学医学部附属病院
	獨協医科大学病院
	京都大学医学部附属病院
	長崎大学病院

移植臓器	施設名
肝臓（25施設）	信州大学医学部附属病院
	京都大学医学部附属病院
	東北大学病院
	名古屋大学医学部附属病院
	大阪大学医学部附属病院
	岡山大学病院
	九州大学病院
	北海道大学病院
	東京大学医学部附属病院
	慶應義塾大学病院
	広島大学病院
	長崎大学病院
	自治医科大学附属病院(18歳未満限定)
	国立研究開発法人国立成育医療研究センター（登録時18歳未満に限り、18歳以上に継続して移値可能)
	順天堂大学医学部附属順天堂医院
	金沢大学附属病院
	国立大学法人三重大学医学部附属病院
	京都府立医科大学附属病院
	神戸大学医学部附属病院
	熊本大学医学部附属病院
	岩手医科大学附属病院
	千葉大学医学部附属病院
	東京女子医科大学病院
	愛媛大学医学部附属病院
	公立大学法人福島県立医科大学附属病院
小腸（12施設）	北海道大学病院
	東北大学病院
	慶應義塾大学病院
	名古屋大学医学部附属病院
	京都大学医学部附属病院
	大阪大学医学部附属病院
	九州大学病院
	岡山大学病院
	旭川医科大学病院
	自治医科大学附属病院
	国立研究開発法人国立成育医療研究センター
	熊本大学医学部附属病院

この他、腎臓の移植が可能な施設は約135施設あります。詳細はJOTのホームページ〈関連施設〉をご参照ください。

出典：日本臓器移植ネットワーク資料

わゆる臓器提供に対応できる医療施設（病院）の整備が不十分だということである。突然の悲しみの中で、家族から善意の臓器提供の申し出が出された場合に、即座にそれに対応できる体制が整った病院は実際どのくらいあるかということである。

「臓器の移植に関する法律」の運用に関する指針（ガイドライン）には、「臓器提供施設に関する事項」として、次のように記されている。

法に基づく脳死した者の身体からの臓器提供については、当面、次のいずれかの条件をも満たす施設に限定すること。

一、臓器摘出の場を提供する等のために必要な体制が確保されており、当該施設全体について、脳死した者の身体からの臓器摘出を行うことに関して合意が得られていること。なお、その際、施設内の倫理委員会等の委員会で臓器提供に関して承認が行われていること。

二、適正な脳死判定を行う体制があること。

三、救急医療等の関連分野において、高度の医療を行う次のいずれかの施設であること。

・大学附属病院
・日本救急医学会の指導医指定施設
・日本脳神経外科学会の基幹施設又は連携施設
・救命救急センターとして認定された施設
・日本小児総合医療施設協議会の会員施設(6)

これが臓器提供施設のガイドラインであるが、二〇一八年三月末時点で、このガイドラインをクリアし、臓器提供施設として体制が整っていると回答した施設のうち、公表を承諾した施設は、四〇〇施設余りになる。しかし、実際のところ、これらの施設いずれもが、臓器提供に即座に対応できるかというと心もとない。「移植ネットワーク」の林あっせん事業部長も「これらの医療施設が、臓器提供に対応するための整備が本当にできているとは言えない。それだけの認識を持っていない施設もある」と述べる。

臓器提供の経験が全くない施設も多いのである。こうした現状を改善するために厚生労働省では、二〇一九年度から、臓器提供のための脳死判定の経験が豊富な病院の中から「拠点施設」を選び、経験の少ない連携施設に医師らを派遣するなどして支援する取り組みを始めることになった。厚生労働省では、五～六ヵ所の「拠点施設」と七～八ヵ所の連携施設でグループをつくり、経験の乏しい病院を応援することになっている[7]。

前述したように、日本は世界でも例のない独自の臓器移植への道を歩んできた。「独自」という意味は、半世紀前のあの「和田移植」の後遺症により、長い間、脳死からの臓器移植が封印され、医療不信と日本人特有の生命観が強調される中で、移植を前提とした場合に限って二〇年前の日本の臓器移植法では、「脳死は人の死」とされた。

「臓器移植禁止法」ではないかと酷評されたこの臓器移植法の施行後、混乱と過熱報道で、医療不信を増幅させた感のある、日本で初めての法に基づいた一九九九年の「命のリレー」が実施された。そして、一〇年前に、改正臓器移植法が成立し、「脳死は人の死」と明記されたが、脳死からの臓器提供はこれまで見てきたように世界でも極めて少ない国である。

一方、脳死判定を回避するかのように、生体間移植への依存度は高く、各国に比べて特徴的である。このような世界でも例のない独自の移植医療の道を歩んできた日本人すべてに今、求められるのは、脳死あるいは臓器移植の問題を「わがこと」として受けとめることであろう。

そのうえで、死後に臓器を「提供する」「提供しない」あるいは移植を「受ける」「受けない」という権利に基づいて、自らの意思を限りなく明らかにしておく必要があるのではないか。こうした自己決定論には組みせず、あくまで社会的合意を主張する声はあるが、それは真に脳死・臓器移植の課題を解決する道に進むことになるであろうか。

くり返しになるが、臓器提供の意思表示は、臓器を「提供する」という意思だけでなく、臓器を「提供しない」という意思も表示できるようになっており、どちらの意思も尊重されるのである。また、臓器を提供しないという意思表示がある場合には、本人の意思が尊重されるため、家族が提供を希望しても提供されることはない。臓器を提供するしないにかかわらず、ひとりでも多くの人が意思を表示し、一人ひとりの意思がしっかり尊重されながら移植医療が発展していくことを筆者は願っている。

引用文献

（1）「移植医療に関する世論調査」内閣府資料　https://survey.gov-online.go.jp/h29/h29-ishoku/index.html
（2）日本臓器移植ネットワーク資料
（3）Barbara Novak, "The Gift Of Life", *London Magazine*, December 1985.
（4）二〇一七年六月二八日付け『毎日新聞』
（5）日本臓器移植ネットワーク『日本の移植事情』二〇一八
（6）日本臓器移植ネットワーク『日本の移植事情』二〇一八
（7）二〇一九年二月二六日付け『北日本新聞』

参考文献

一、山崎吾郎『臓器移植の人類学』世界思想社、二〇一五
二、川島康生『心臓移植を目指して 四〇年の軌跡』中央公論事業出版、二〇〇九
三、日本臓器移植ネットワーク『日本の移植事情』二〇一八

おわりに

二〇一九年四月五日、それは長尾澄花さんにとって格別の春になった。第三章で紹介した澄花さんが、富山県射水市の大門小学校に入学を果たしたのである。二〇一四年にアメリカで心臓移植を受けてから五年目、六歳になった澄花さんは、月一回の通院は必要ではあるが、元気に成長し、新一年生としての学校生活が始まった。澄花さんの笑顔にあるのはまぎれもなく、いのちの漲《みなぎ》りであった。

大門小学校は、澄花さんがアメリカへ渡航する際、募金と折り鶴で澄花さんを支援してくれた地元の小学校である。今、その小学校に新入生一二二人の一員として入学したのだ。大門小学校では、医療的な観点から、澄花さんの学習態勢も考慮してくれたのである。

二〇一九年一月、澄花さんに会った時に話してくれた母・実香さんの言葉が今も筆者の胸に強く残っている。それは繰り返し語られたドナーへの感謝の言葉だった。

「いただいた心臓が娘の体の一部となり、その子が成し得なかった素晴らしい経験を、娘を通じてさせてあげたい。大切に二人を育てていきたい」。

二人とはすなわち、澄花さんと、もうひとり、澄花さんに心臓を提供してくれたアメリカの男の子のことである。「いのちの贈りもの」「いのちのリレー」という言葉の中には、ドナーとその家族にとって、幾多の悲しみと苦しみがあったに違いないことを忘れてはならない。

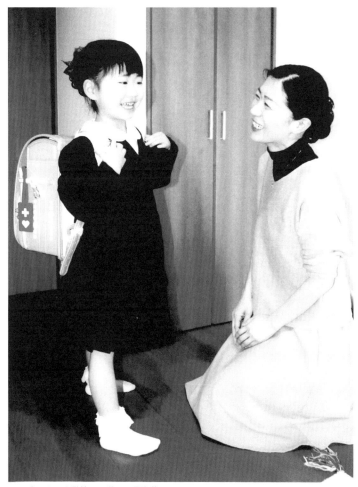

2019年4月、小学校に入学　長尾澄花さん　　北日本新聞社提供

ここに、二〇一〇年七月の改正臓器移植法施行後二年を経て、本人の意思が不明でも家族が脳死後からの臓器提供を承諾した事例について、承諾の理由を調査した結果がある。

二〇一三年の厚生労働省のまとめである。貴重なデータであると思うのでグラフを示しておきたい。改正後の提供事例六三例のうちの家族承諾は五六例、承諾した理由（複数回答）に「社会貢献」を挙げたのが四二例、次いで「生命の永続」つまり、「本人の一部がどこかで生きていてほしい」との願いからの承諾が一九例、「本人の臓器提供に関する発言の尊重」が一八例となっている(1)。

ドナー家族は肉親を失った深い悲しみと大変なショックに襲われる。その中で、臓器提供について突然、決断を迫られるのである。計り知れない心理的な負担の中で、臓器提供を承諾した理由は、家族を亡くした喪失感を超えての「社会貢献」が最も多かった。脳死あるいは臓器移植が医療現場においては日常的であっても家族にとっては初めての体験である。いかにドナーやその家族に寄り添うかが今、医療現場に最も求められているのではないか。臓器を提供するという行為が、「社会貢献」として尊重される社会づくりをめざして、ドナーやドナー家族に寄り添う丁寧な対

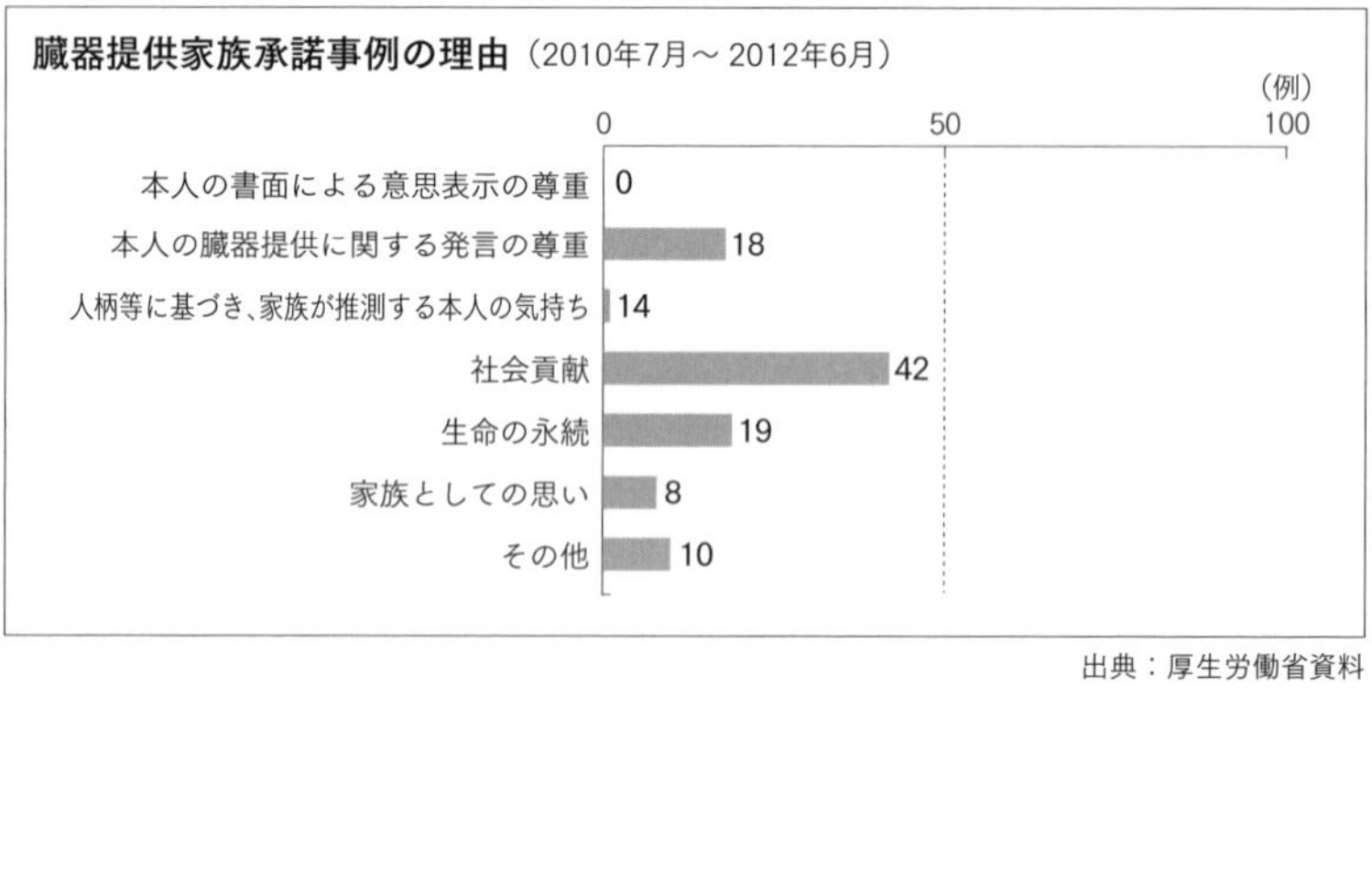

出典：厚生労働省資料

応こそ、この国の「いのち」を問う大切な道ではないかと思う。

長尾実香さんは、「日本の移植医療は、澄花がアメリカで移植を受けた頃に比べると着実に前を向いて歩んでいる。小児の移植もかつてのゼロから少しずつ増えてきている。何よりも、移植で助かるいのちを救うために、医療現場は医師も努力し、病院の体制も整備されつつある。それを取り巻く日本人の善意を私は信じたいし、国内の移植への悲観的な気持ちはない」と断言した。

医学的な知識も不十分な筆者に対し、取材に応じていただいた方々にお礼を申し上げたい。長尾実香さんには、澄花さんの写真や資料を提供いただいたほか、時には澄花さんの主治医へのコンタクトもお願いした。お話をお伺いした各病院の医師の皆さま、臓器移植コーディネーターの皆さまには日夜、現場で奮闘しておられる姿に接し、貴重なお時間をいただいたことに感謝したい。

アメリカやカナダの文献は、谷道和子さんと中野真紀子さんに手際よく翻訳していただいた。また、各種文献や新聞資料の収集は金澤敏子さんに引き受けていただいた。さらに面倒な校正は頭川博さんと永井真知子さんにお願いした。そのほか、ご協力いただいた皆さま、お一人お一人に感謝したい。

最後に、本書の編集にあたっていただいた能登印刷出版部の奥平三之さんにお礼を申し上げたい。

引用文献

（1）厚生労働省資料「脳死下での臓器提供事例に係る検証会議　検証のまとめ」
https://www.mhlw.go.jp/stf/shingi/0000037261.html　取得日　二〇一九年四月六日

■出版にご協力いただいた方々

ウェスタンオンタリオ大学附属病院
大阪大学医学部附属病院
公益社団法人「日本臓器移植ネットワーク」
公益財団法人「富山県移植推進財団」
厚生労働省
国立研究開発法人「国立成育医療研究センター」
五福脳神経外科・富山サイバーナイフセンター
富山県立中央病院
富山県立図書館
富山大学附属病院
トリオ・ジャパン
日本移植学会
日本小児循環器学会
日本心臓移植研究会
ピッツバーグ小児病院

青山竜馬
芦刈淳太郎
荒波よし
飯田博行
金澤敏子
栗原未紀
嶋岡由枝
頭川　博
平　将生
高橋絹代
瀧田孝吉
谷道和子
種市尋宙
Dr. Cal Stiller
冨樫行慶
永井真知子
長尾澄花
長尾実香

中野真紀子
林　昇甫
福嶋稔剛
本道洋昭
横山慎也

北日本新聞社
富山新聞社
読売新聞社
朝日新聞社
毎日新聞社
北陸中日新聞社
共同通信社
北日本放送（ＫＮＢ）
富山テレビ放送（ＢＢＴ）
チューリップテレビ（ＴＵＴ）
ＴＲＩＢ電子新聞

■著者略歴

向井嘉之（むかい・よしゆき）

1943（昭和18）年東京生まれ。富山市在住。

同志社大学文学部英文科卒。

ジャーナリスト。イタイイタイ病を語り継ぐ会代表。とやまNPO研究会代表。

元聖泉大学人間学部教授（メディア論）。日本NPO学会会員。メディア総合研究所研究員。

主著

『110万人のドキュメント』（単著、桂書房、1985年）
『第二次世界大戦　日本の記憶・世界の記憶　戦後65年海外の新聞は今、何を伝えているか』（単著、楓工房、2010年）
『イタイイタイ病報道史』（共著、桂書房、2011年）
平和・協同ジャーナリスト基金賞奨励賞受賞。
『泊・横浜事件70年　端緒の地からあらためて問う』（共著、梧桐書院、2012年）
『NPOが動く　とやまが動く』（共著、桂書房、2012年）
日本NPO学会審査委員会特別賞受賞。
『民が起つ　米騒動研究の先覚と泊の米騒動』（共著、能登印刷出版部、2013年）
『イタイイタイ病とフクシマ　これまでの100年 これからの100年』（共著、梧桐書院、2014年）
『くらら咲く頃に　―童謡詩人 多胡羊歯 魂への旅』（単著、梧桐書院、2015年）
日本自費出版文化賞入選、日本図書館協会選定図書。
『米騒動とジャーナリズム　大正の米騒動から百年』（共著、梧桐書院、2016年）
平和・協同ジャーナリスト基金賞奨励賞受賞。
『イタイイタイ病と教育　公害教育再構築のために』（共著、能登印刷出版部、2017年）
『イタイイタイ病との闘い 原告 小松みよ』（単著、能登印刷出版部、2018年）
『二つの祖国を生きて　恵子と明子』（単著、能登印刷出版部、2018年）

いのちを問う
臓器移植とニッポン

2019年8月1日　　第1刷発行

著　者　向井嘉之

発行者　能登健太朗

発行所　能登印刷出版部
〒920－0855　金沢市武蔵町7－10
TEL 076－222－4595

編　集　能登印刷出版部　奥平三之

印　刷　能登印刷株式会社

落丁・乱丁本は小社にてお取り替えします。

ISBN978-4-89010-750-6